近喰ふじ子　著

芸術カウンセリング

駿河台出版社

目次

はじめに

私と「芸術」との出会いは小学校時代に在籍していた美術部からということになるから、約四五年前からということになる。それから、クラブ活動は学生時代を通じて美術部だった。それが、医師となり小児科に入局してからは全くといっていいほど絵の世界から、こころは離れていた。絵を描きたいとは少しも思わなくなっている自分に気づいたのは、「先生は学生時代にはクラブ活動は何をされていたのですか」と、当時、東京家政大学4年生講義科目の一つである臨床心理学実習を佼成病院小児科でお引き受けしていた時、その中の一人の学生に聞かれたことからであった。久々に、美術部だった自分を思いだしていた。そして、〝絵を描くということは精神的に余裕がなくてはできないことなのかも知れない〟と思ったのであった。確かに、小児科医の追われるような忙しさはその余裕すら与えられなかったし、左脳の働きと肉体的・精神的疲労は強迫的な毎日に疲れ切っていた。それが、再び、「芸術」に出会わされたのはコラージュであり、伊藤末博先生（日本医科大学文化人類学助教授）からのお誘いに重い腰を上げて伺ったという不思議な出会いでもあった。私が術後という病み上がりであり、伊藤先生がそんな私の気持ちを察し（美術部だった私を思いだして）、救いの手を差しのべてくれたのであった。招かれて、出会ったコラージュは新鮮で、生きる力を与えてくれたのと同時に、小児心身医学（心療内科）への橋渡しをする契機にもなっていった。

ここでは、私の治療の基本であるコラージュ療法を中心に「芸術カウンセリング」を述べさせてもらうことにする。

第一章

芸術カウンセリングとは何か

第一節　表現としての芸術カウンセリング

ここでの「芸術カウンセリング」とは、芸術的手法を用いてカウンセリングを行うことを意味している。ここでの芸術的手法とは、私が、再び、「芸術」に出会い、それを心理療法の一つの手段としてきたところのコラージュを中心に述べながら、他の芸術的手法（風景構成法）にもふれて進めていきたい。

では、筆者が「芸術」に出会い、術後からの生きる力となったコラージュとは如何なるものであるのか、それが心理療法としてどのような働きをしたのかを述べることで、表現することの理解に繋げたいと考えている。

しばらくはコラージュというものに目をかしていただきたい。

㈠コラージュの誕生からコラージュ療法に至るまで

コラージュ（collage）の語源は、フランス語の〝糊づけをする（coller）〟という由来からきており、「糊で貼る」を意味している。すなわち、既成の概念にとらわれず、写真・レッテル・楽譜・布・砂・文字などの様々な材質を自由に組み合わせて貼る方法（パピエ・コレ（貼り紙））で、ピカソ（Picasso, P. 1881～1973）やブラック（Braque, G. 1882～1963）の始めた技法であり、コラージュの原型ともいわれている。以後、白いキャンバス上にそれらを糊で貼るキュビズム（立体主義）の世界へと導かれていくのである。これは後に、エルンスト（Ernst, M.1891～1975）のフロッタージュ技法やホックニー（Hockney, D. 1937～）のフォト・コラージュ技法へと発展し、現代のコラージュ世界へと受け継がれていくことになる。

さて、絵画の歴史の中で生まれ・発展してきたコラージュが、治療として用いられるようになったのはいつ頃からなのであろうか。私たちが理解しているコラージュ技法を主題にした論文としては、一九七二年のアメリカのバック（Buck, E.）とプロヴァンチャー（Provanchar, A.）らのものであろう。しかし、論文の末尾にはマガジン・ピクチャー・コラージュの創始者としてのジェイン・ミッチェル（Mitchell, J.）への感謝の言葉が記載されていることから考えると、それより以前にコラージュが実施されていたことがわかる。

キュビズム：
「立体主義」のことで、ピカソ（Picasso, P.）やブラック（Braque, G.）が始めた技法である。すなわち、風景や人物などの対象物を立方体の集積のように構成し、その変遷の中で遠近法や平面などの視点から「総合的キュビズム」と呼ばれるものが生まれ、パピエ・コレがそれにあたる。

そして、一九七三年と一九七七年にコラージュに関する論文が散見されるが、共に精神科作業療法の集団内で行われたものであった。内容は評価・スコアリング・TATやロールシャッハ・テストなどとの比較に関する理論的なものが中心であった。一九七九年、ラーナー（Lerner, C.）はコラージュは心理的プロセスを評価するのがいいと報告し、一九八二年にはグリーンスプーン（Greenspoon, B.）が事例研究を初めて報告し、その中でコラージュ・ボックスという言葉を使用していた。このように、一九八〇年代以降からはマガジン・ピクチャー・コラージュとコラージュ・ボックスの二つの方法で行われるようになったのであろう。

ところで、リレイ（Riley, S.）はコラージュを始め、他の芸術療法が個人療法に貢献するであろうことを述べている。一方、ランドガーテン（Landgarten, B.）は家族療法の中でのコラージュの利用を一九八七年に報告しているが、箱庭療法との関係での論述がみられていない。以上のことよりコラージュの発想の起源がアメリカ・カナダ・オーストラリア・イギリスと日本では異なることが理解できる。そういう意味では、コラージュの発展の仕方も異なっているし、これから先も異なっていくのであろう。

㈡表現すること

「表現する」こと、それは「ここにある今の自分（私）を表す」ことであり、それは抑圧された無意識である「内なる存在（もの）」をあるがままに身体外に出すことに他ならない。それには過去の体験と現在（今）の自分との精神作用が表現されたのであって、イメージとして表出される。すなわち、無意識と意識との橋渡しとしてのイメージがあり、その過程にはファンタジーがある。今、イメージを考えてみる（ファンタジーは後に触れる）と、イメージとは身体の中（感覚系・運動系）から起こってくるものであって、過去との対象関係の体験からこころが動かされ、その動いたイメージは新たなイメージを刺激し、目にみえる形となって表われ、言葉で伝えられ、行動となって表れるのであろう。このように内なるものから外界へ（身体外へ）と表出する行為であると言える。しかし、イメージはあくまでも主観的なものである。河合はイメージを個人の主観的なものであって、「私」の体験であり、感情体験が伴っているると述べている。だから、「私」が表現しない限り知りようがないのであるともいっている。

ところで、イメージで思い出すのは、「何故、洞窟に壁画を描いたのか」、「洞窟の壁画は何を意味しているのか」などの疑問からわざわざフランスの洞窟をバイクで訪ね歩いて確かめ、〃はじめにイメージありき〃といった木村の一冊の書物である。その中で、木村は古代人の描いた素朴な壁画は無意識的で象徴的な意味を持つ、プリミテイブアートであるといっている。今なお、謎に包まれてはいるものの、描かれた壁画は象徴的であり、描いた古代人の無意識がそこに存在しているのである。だから、描かれたもの、それこそが表現なのであって、描いた人の体験が無意識的なものと重なって、今、ここに表わされたのであろう。

さて、これからは表現されたものとしてのいくつかの例を取り上げてみよう。

(A)洞窟壁画の代表的なものとしては、バイソンがあげられる（〈写真1〉参照）。

古代人の生きるための食べ物であったと思われるバイソン。生きるために必要な狩猟の成功の祈りであったのか、そのために死んだバイソンに対するたむけとしての祈りであったのか、聖域としての意味があったのであろう。矢が刺さってもがいているバイソン、子ども連れの親子のバイソンなどの壁画が所狭しと洞窟内に描かれている。入り口が狭く、内部に入ることの難しい環境から考え、ある特別な古代人のみが出入りしたのではないかと思われる。ここに、古代人が何を表現したかったたか、普遍的無意識の世界が広がっているように思える。

(B)臨床心理学演習の授業の中で、コラージュ制作を通じ表現することの体験を通じて

(1)テーマ：「自己像」

(2)材料：・B４版の台紙・数冊の雑誌・粘土・クレヨン・絵の具・ニス・膠・その他（使用したい物）

(3)作品（〈表１〉参照）

(4)作品から感じ取る：

Aさん

母親のお腹の中から生まれる瞬間を捉えているのであろうか？台紙に散らばせている折り紙は羊水のようにもみえる。しかし、不安な状況も読みとれる。

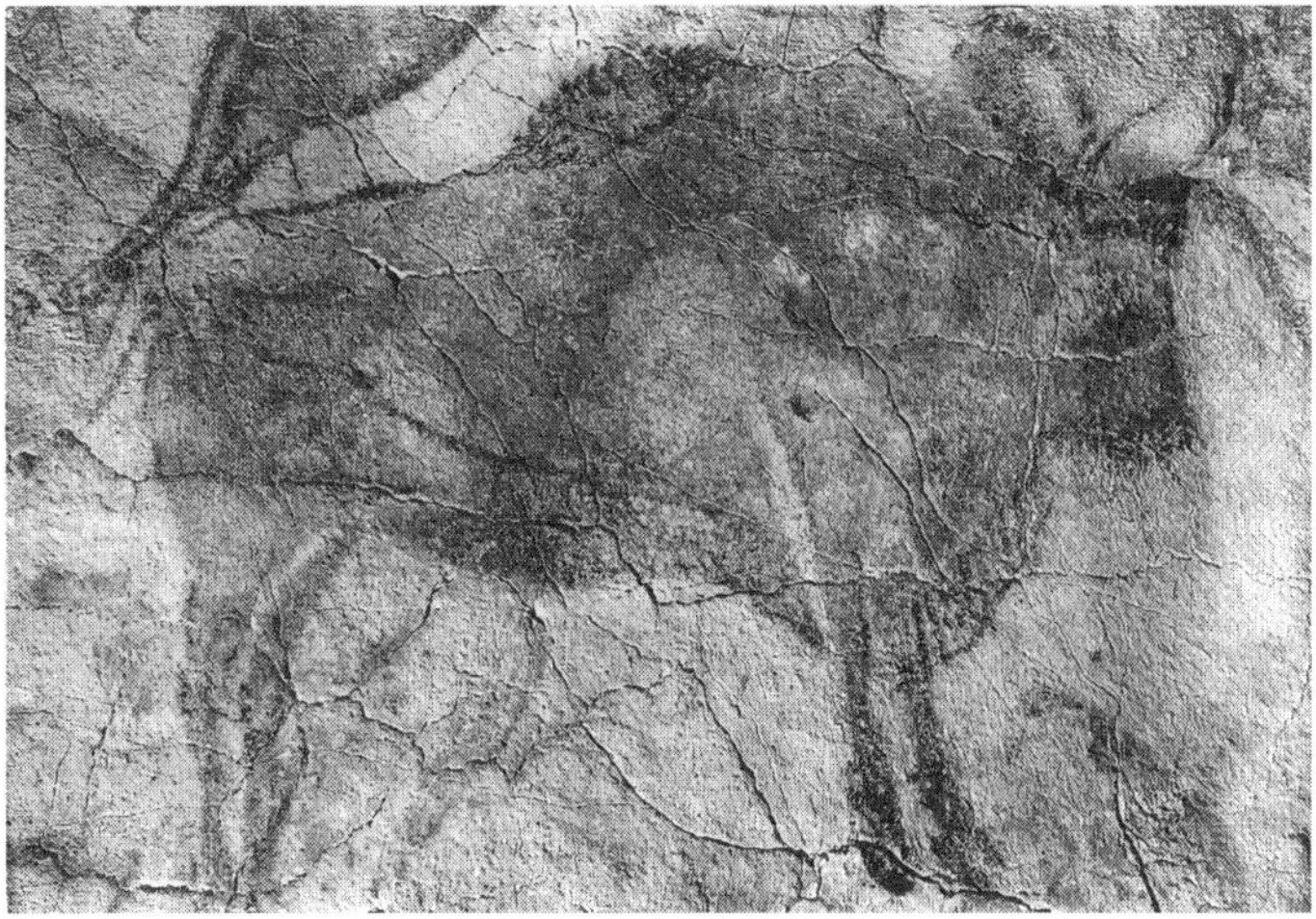

写真１　洞窟壁画（バイソン）

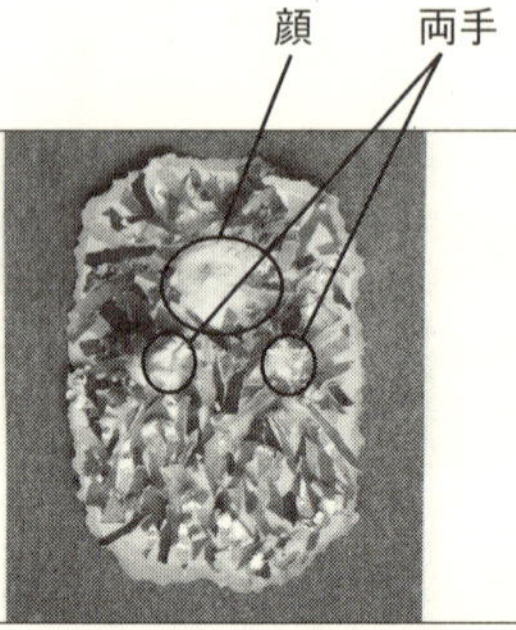

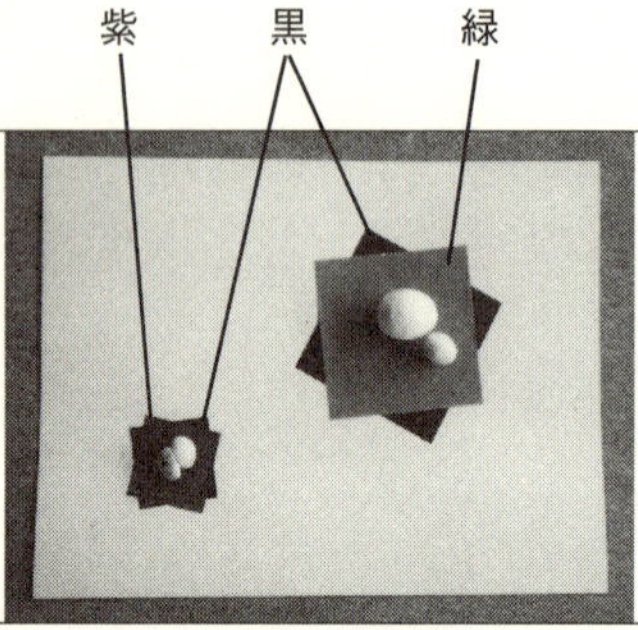

Aさん（21歳）	Bさん（21歳）
台紙の周囲は手でちぎられ、不整な楕円形にした。縦に長い楕円形の台紙には、上部に顔（デスマスク様）がみえ、鼻と目のみが目立っている。その下方（中央部）からは両手が突き出していた。その顔と両手以外の台紙全体には、手で切った折り紙（青・水色・赤・金・銀・薄紫）が所狭しと散らばっていた。	折り紙の２枚を斜めに重ねて台紙に貼り、その上に卵円形の粘土２つを近づけて置いた。大きめの卵は右上の方に、小さめの卵は左下方に置いた。

表１.「自己像」のテーマで制作されたコラージュ

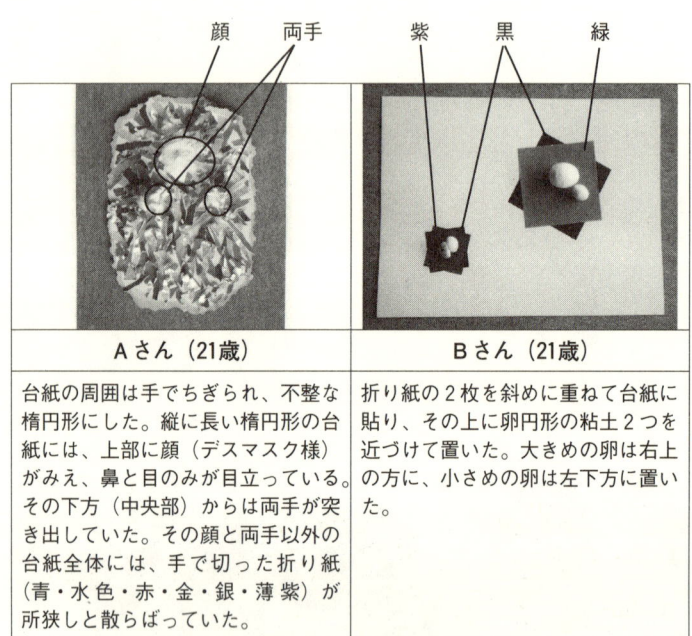

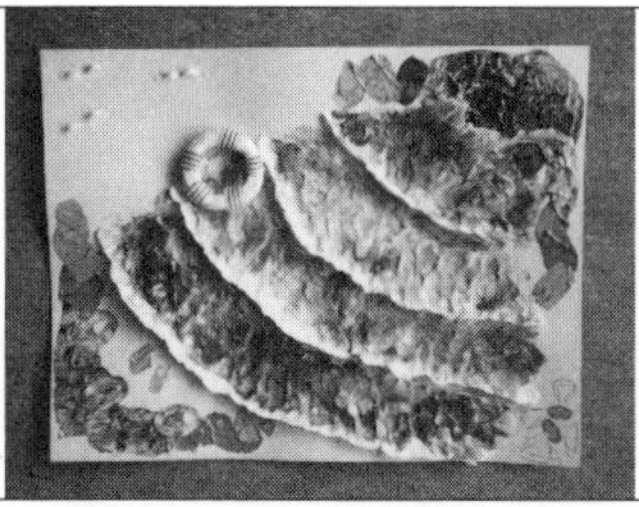	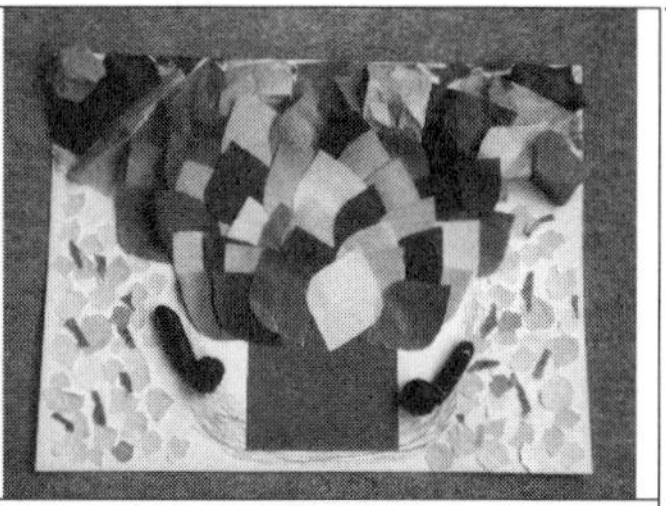
Cさん（21歳）	Dさん（21歳）
粘土で作った波が右上から左下に向かって波打っていた。その波の上に浮き輪を置いた。また、右上と左下の波には丁寧に何かの切り抜きを切っては貼り、枠付け的操作を行っている。そして、左上方には粘土で鳥を数羽飛ばせた。	数枚の折り紙で１本の木を作り、樹幹の左右には花と音符を配置した。また、上方には空と赤い太陽がところ狭しと置かれた。

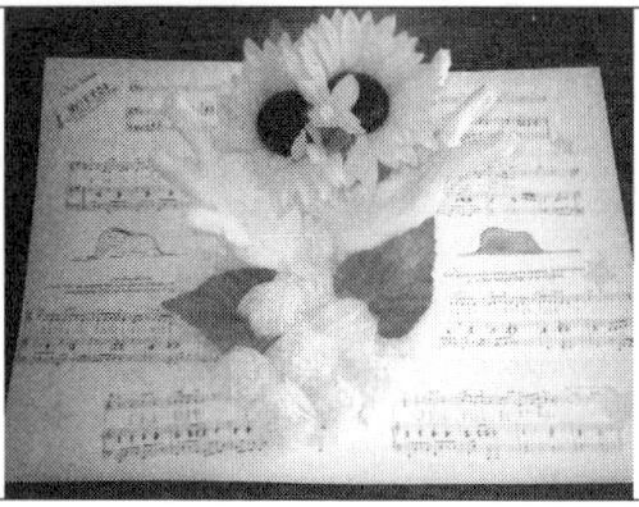	Eさん（21歳） 台紙全体に楽譜を貼り、その上に粘土で作った両手に黄色の折り紙を張り、ひまわりの花を合わせた両手に持たせた。

Aさん自身は助けを求めているのはなく、笑顔なのだと言った。これから先の自分の未知数だけど、何かが生まれた瞬間でもあるのか……。

Bさん

当初は、中心部に二枚の折り紙と二個の卵だけを置いた。翌日、中心部に置いた卵を折り紙と共に右上に持っていき、左下に小さめの卵を折り紙と一緒に置いた。まだ、生まれていない、準備段階なのであろうか……。Bさん自身は右上は現在、左下は過去と言っている。卵はやや大きく成長はしているが、まだ、何になるか分からないと思える。模索中ということのようである。

Cさん

浮き輪が自分だとCさんは言った。浮き輪は波に漂っているようであった。不安定な状況が読み取れ、「どうなるのか?」とでも言っているようである。この感情がおしつぶされない様にと、波の上と下を枠付けしたのであろう……。

Dさん
まるで、バウムテストのようである。
木の幹よりも樹幹の大きさが目立っている。自分の気持ちや考えに押しつぶされそうに思える。しかし、音符が楽しそうに音楽を奏で、花も咲き誇っている。

Eさん
ピアノの楽譜を広げ、何やら楽しげである。
二つの手を作り、両親（片方は母親、もう片方は父親）の手を合わせ、大好きなひまわりの花を持たせた。大事に育てられたことを思い出したようである。

(C)臨床心理学演習の授業の中で貼り絵を通じて表現することの体験を通じて
一枚のイラスト入りのコピーされた紙を手渡す。そのイラストには紙の上下を変えると笑った顔にもみえるし、沈んだ顔にもみえるという卵形の絵が描かれている。それを、どのようにみてもよいと伝え、折り紙で貼り絵をしてもらうというものである。出来上がった作品には、自分が表現されていると考えられる（〈作品1、2〉参照）。二十名の学生全員は笑った顔の様にみえる方を使用していた。作品をよくみると顔全体を貼り絵で貼り、まるで仮面をしているようなものもあれば、紙を円形に手でちぎり現状からの脱皮のようなものもあれば、周囲に羽をつけ飛び立ちたい思いのものなど、その製作過程には自分が表現した作品との対話が生じていたのではないかと思われた。そのことは、某セミナーで行った同じ貼り絵で体験した時の作品との出会いの過程からも理解できる。〟笑顔の仮面を選んだが、よく考えてみると自分はいつでも、どこでも我慢し、それを気づかれないように笑顔を作っていたことに気づいた。その思いを涙を付けて表現した〟というものであった。まさしく、イラストに出会い、その制作過程

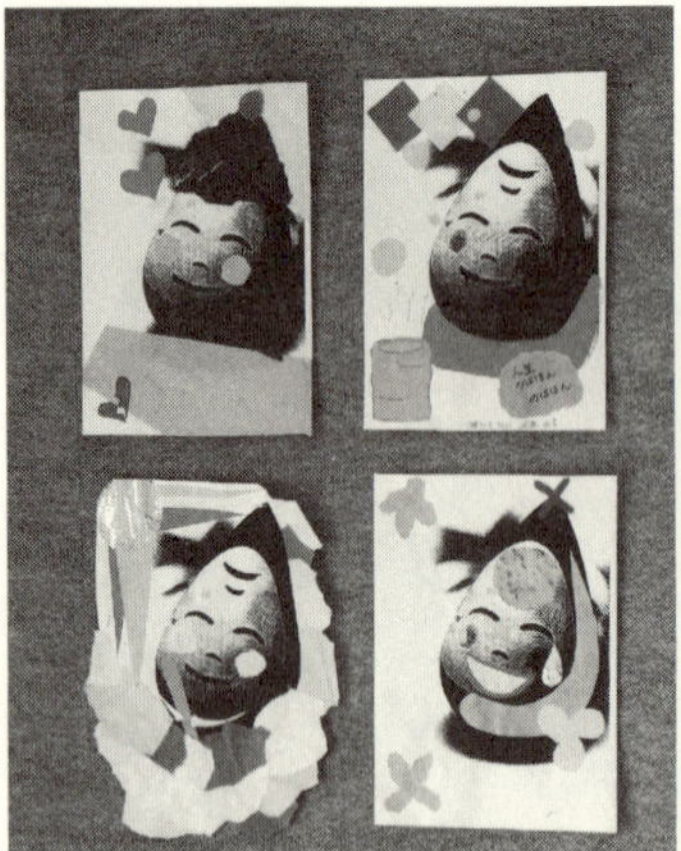

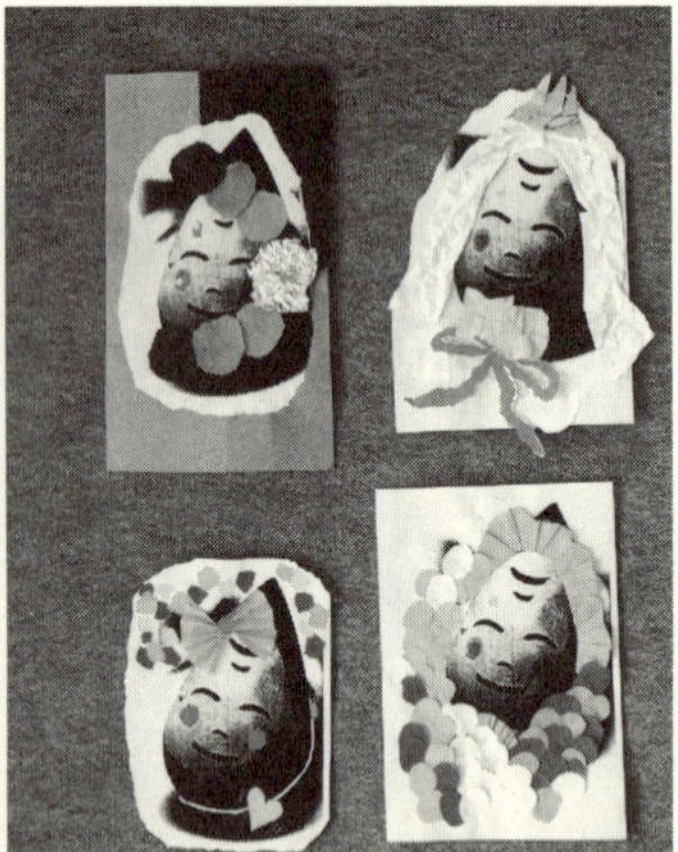

作品1　作品2

自己と向き合うを目的に行った「貼り絵」

の中で、自分との内なる声と対話していたことによって出来上がった作品であることが分かる。自分発見の時だったのである。言葉以上の「表現する力」をそこにみることができる。

以上、五作品は自己像というテーマで、「ここにある今の自分を表わす」ことを行ったものであり、次の二作品では自己像というテーマを与えてはいないが、そのイラストから視覚刺激が自己像という表現に繋がったものであった。特に、後者は同じ材料を用いても、表現の仕方で異なることが理解できたのではないかと思われる。

さて、これらの作品から何を感じ取るのかということが、芸術・絵画などを治療手段としている者にとっては重要となってくる。方法論的には、表現病理学ないしは、芸術療法が関与してこよう。

伊集院は表現病理学（Psychopathology of Expression）は表現行為から精神病理の内容を判定する学問で、正常な心理・精神をみるために、病的な面から探るというアプローチのことであると言っている。それは、精神科医療の中で始められる。精神疾患の患者さんが制作した作

病跡学（Pathography＝パトグラフィー）：
精神医学や臨床心理学の視点から、天才的な人物の生涯・性格・病気・創造性などを研究する学問。ニーチェやゲーテの研究家として知られるメビウス（Mobius, P. J.）によって、パトグラフィーという言葉が使用され、定着していった。

品などから、病態・病態水準を診断する際に使用されたタームが基礎となっている。すなわち、表現の中に病理性を読み、同時に創造性にも関わってくる領域である。近接領域のものに、パトグラフィーがある。

これに対し、芸術療法（Arts Therapy）は芸術的ないしは創造的媒介を通じて、人間のイメージや表象機能のもつ自己治癒性を支え導き出す精神療法であり、それが対象とする分野は実に広範な領域にわたっている（〈表2〉参照）。

ところで、山中は芸術療法という言葉よりも、表現療法という言葉の方を好んで用いている。それは「芸術」を追求するあまり、治療者自らが美的なものを求め、治療者の立場を失ないかねないことを危惧してのことからである。たしかに、筆者はこのような状況に出会ったことがある。それは、小児科医として喘息サマースクールへの参加を依頼された時のことである。その中で、生活日程の中に組み込まれている〝喘息の話〟は、従来と違うやり方で行って

(1) 絵画・描画療法	(8) 俳句・連句療法
(2) コラージュ療法	(9) 物語療法
(3) 折り紙療法	(10) 音楽療法
(4) 貼り絵療法	(11) ダンス療法
(5) 箱庭療法	(12) サイコドラマ（心理劇）
(6) 陶芸療法	(13) 園芸療法
(7) 詩歌療法	

表2．各種の芸術療法

もよいとのことであったので、「それはしめた！」と思い、それではと喘息担当の職員にコラージュなるものを説明し、喘息サマースクールの中で、喘息と向き合って生きてきた喘息児たちが自分をどのように捉え・見つめているのかなどを考える良い機会となる場として、集団芸術療法が位置づけられないだろうかと思い提案したのであった。それは意外にも受け入れられ、五年間継続することができたのであった。初回の集団芸術療法での状況は忘れられない。それは何という驚きか、今まで見たこともない「すげかえ」と「裏コラージュ」というコラージュ作品に出会ったからである。面白いものを表現したものだと思ったが来年も「すげかえ」や「裏コラージュ」を制作するとは限らないと思いながらも、毎年のように集団芸術療法を行っていったのである。来る年も来る年も、「すげかえ」表現や「裏コラージュ」表現が見られていた。集団芸術療法開始から三年間は、コラージュ制作状況での子どもたちと指導員らの相互作用に注目し、相手の作品をからかう子ども、一人で黙々と作り続ける子ども、じっと考え込んでいる子どもなど様々であった。同じテーブルを囲んで、子どもたちが指導員らと共にコミュニケーションを取る姿は、〝喘息の話〟の代わりに行われた集団芸術療法が終了してから後に、筆者や看護婦らの医療班への急接近が始まるのであった。そして、「どうして僕は喘息なの」、「お母さん帰りが遅いから、僕がご飯を炊いているんだ。明日の飯ごう炊飯はまかしておいて下さいよ」、「僕のお母さん、怒るとすごい」とか、喘息以外にも日頃の悩みを話すことが多く、筆者や看護婦らへの甘えを実感していた。残念なことに、五年間で喘息サマースクールを辞めようと決心したのには、指導員の悪気ない言葉からであった。毎年のように参加している喘息児にとっての集団芸術療法は、毎年のようにコラージュを制作することになる。参加できる・参加してもいいと思っている子どものみが参加するようにと説明しているにもかかわらず、「何故、毎回、これを作るのか」と四年目に指導員に聞いた子どもがいた。指導員の説明は「先生はすげかえに興味を持っている」と伝えたようなのである。たしかに四年目の集団芸術療法では「すげかえ」制作の子どもが増えていた。筆者がそういう姿勢を示した覚えはなかったが、指導員からコラージュの勉強会を開催して欲しいと言われ、ミーティングの後にコラージュの勉強会を行い、喘息サマースクールでのコラージュ表現に「すげかえ」が見られていることを指導員に話したのである（「裏コラージュ」についでは報告しなかった）。指導員はそこで得られた情報と同時に、

すげかえ：

コラージュ表現の中で使用されている男性の首を他の男性の首と入れ替えたり、顔の一部分（目や口など）を他のものと入れ替えたりすることで、人間に行われた場合に限ってのみ「すげかえ」というと定義した（〈作品３～５〉参照）。

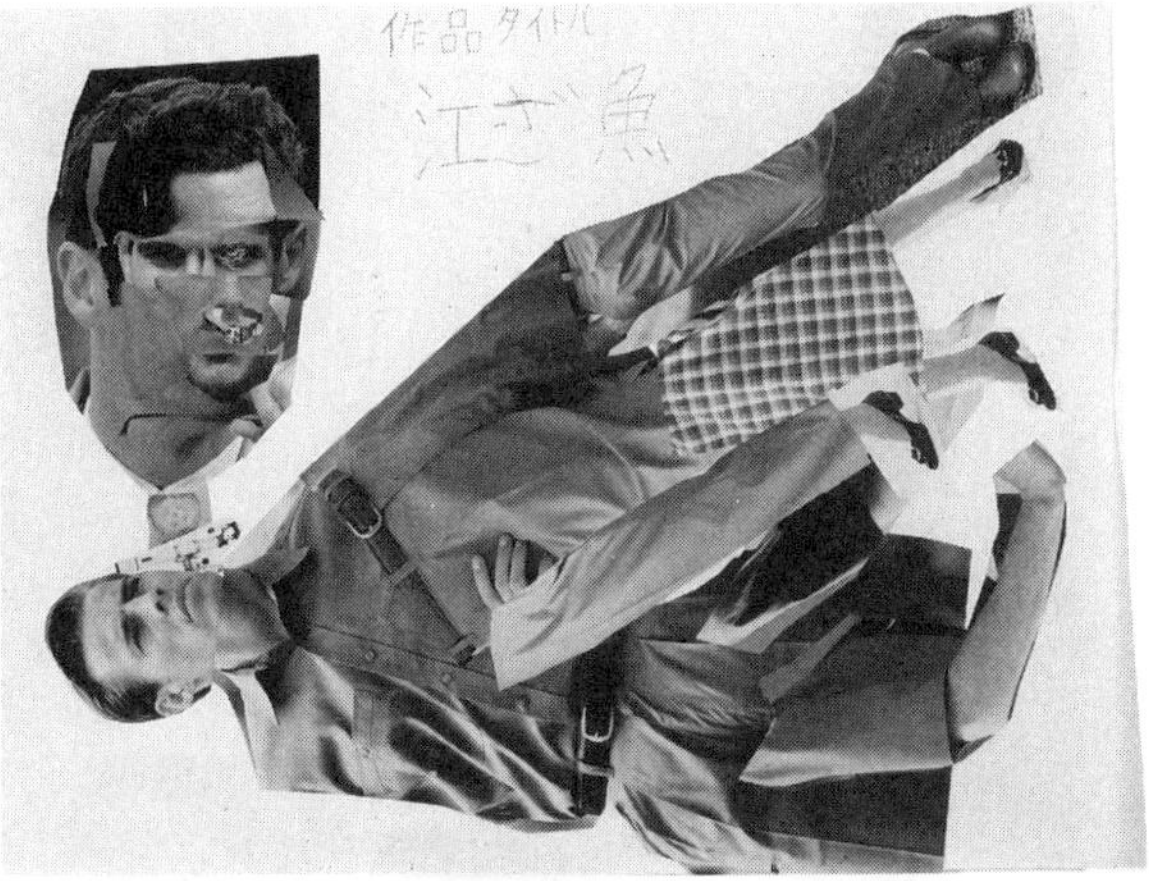

作品3

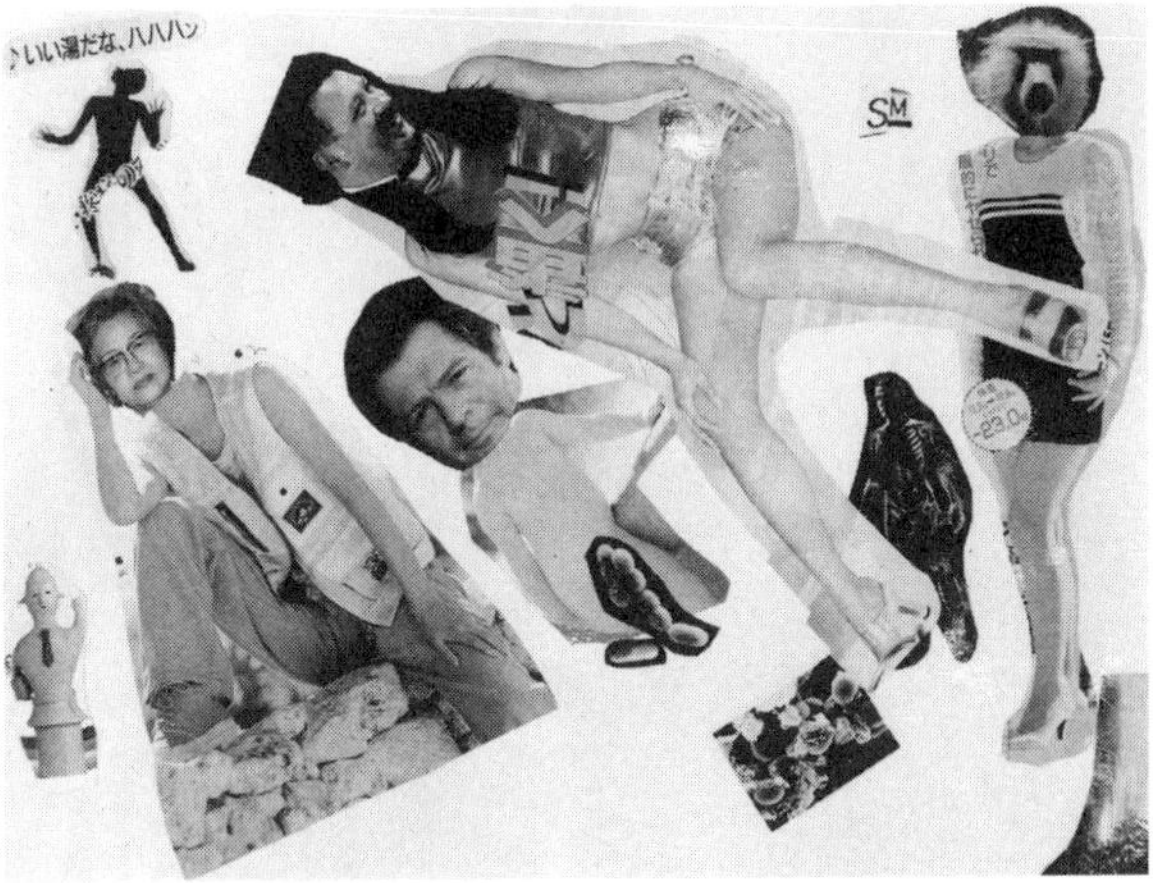

作品4
喘息サマースクールでみられた「すげかえ」表現

先生が「すげかえ」に興味を持っているらしいことを伝えたようなのである。本当に残念なことであった。喘息児にとってのここでの集団芸術療法はコラージュという「芸術」を介し、その作品との対話を通じ、自分というものを見つめ、〃今日を生きる〃動機となったのではないかと信じているからである。

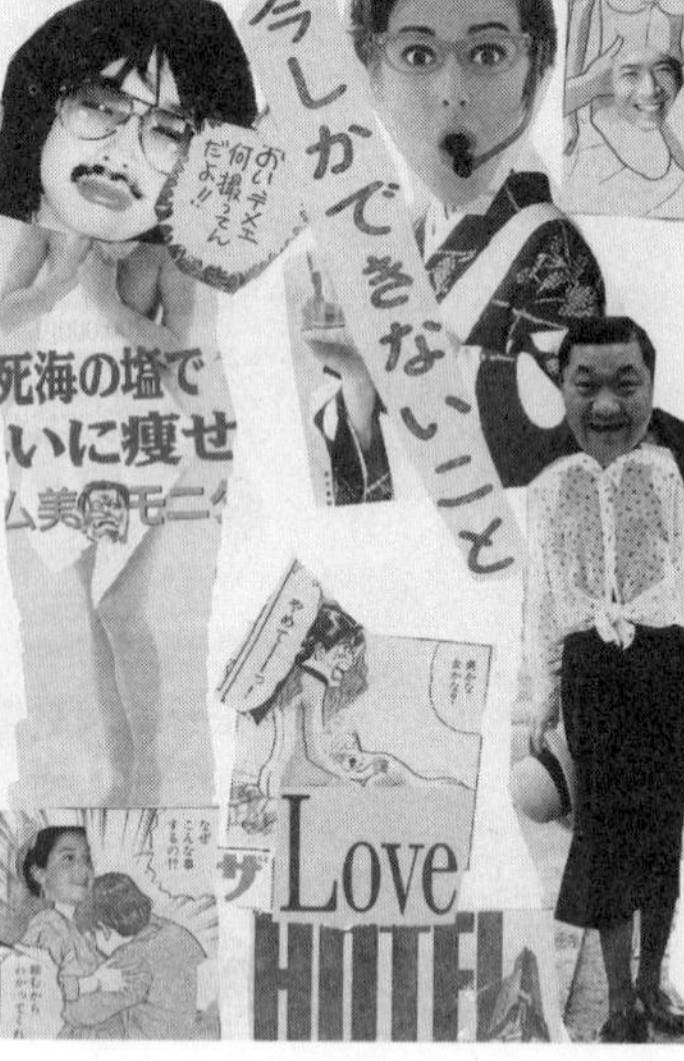

作品5　喘息サマースクールでみられた「すげかえ」表現

第二節　芸術カウンセリングにおける構成要素

芸術療法を行うに際しては、当然ながら自分が得意とする芸術療法が優先される。筆者でいえば、コラージュ療法を中心に、風景構成法・描画療法・箱庭療法などがそれにあたる。一般的に芸術療法というと、非言語的療法だと思うに違いない。では、何が言語的で、何が非言語的なのだろうか。治療者と患者（クライエント）が互いに心理療法を行っているとしよう。そのような状況の中で「芸術」を介した場合には、確かに非言語的な時の流れを互いに共有しているといえる。しかし、それはあくまでも治療者と患者（クライエント）が共有する場が非言語的なのであって、身体外にことばが表出されていないことを言っているにすぎない。しかし、第一節でも述べた様に、制作し、向き合っている作品と自己との対話をしていることを考えてみると、芸術療法も基本的にはことばを大事にする治療に他ならないし、言語的な治療法だといえるのである。

それでは、面接の場を思い出してみよう。

(A)　患者（クライアント）一人が作品を制作している場合（〈図1〉参照）。

(B)　患者（クライエント）も治療者も共に作品を制作している場合（〈図2〉参照）。

(A)、(B)のどちらの場合でも、「芸術」という関係を通じ、そこには三者関係が成立している。そこで、芸術療法を構成するものとして筆者が考えているものを列挙してみよう。

(一)芸術療法家

我が国では、諸外国のように芸術療法を行っている治療者がアート・セラピストとしての教育や指導を受けているとは限らない。むしろ、芸術療法を専門とする治療者からのスーパーバイズやスーパービジョンを受けながら身につけていった方たちが大部分ではないかと思う（最近では外国の大学などでアートセラピーを学び、資格を得て帰国するものも増えているが）。日本では、唯一、日本芸術療法学会主催で（夏期）芸術療法研修会を開催しているのみである。

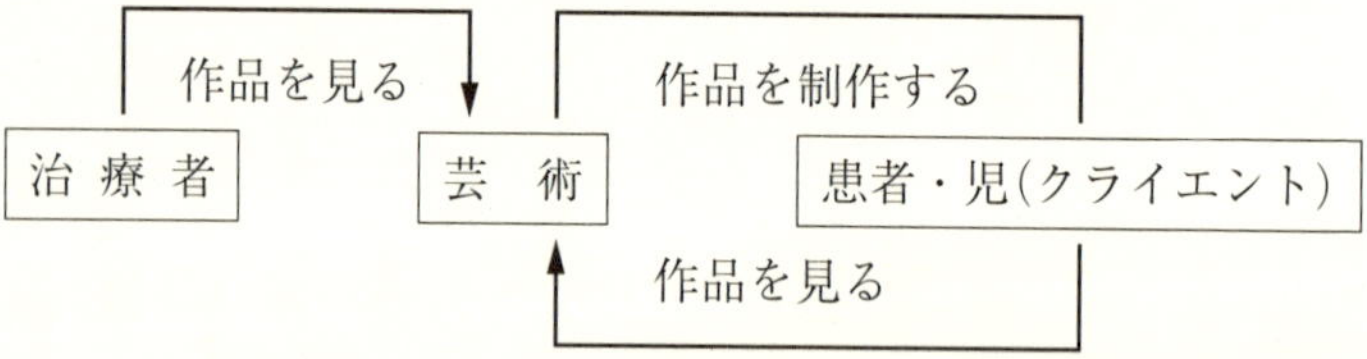

図1

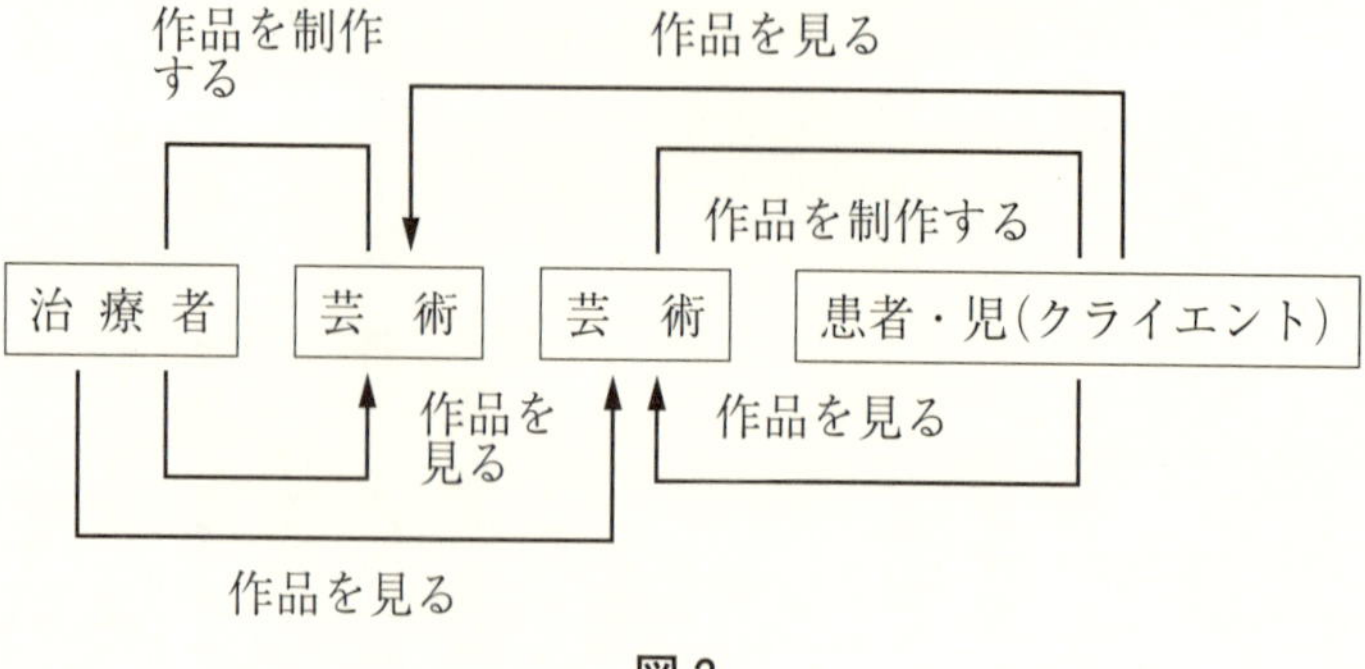

図2

来年、我が国でもアートセラピストなる資格ができるといわれているが……。ところで、筆者の考えている芸術療法家とは芸術療法ないしは芸術専門家としての知識があれば良いというのではなく、そこには心理療法家としての臨床心理面接に関する全般にわたる知識と心理療法の技法（例えば、家族療法、来談者中心療法、精神分析療法、認知行動療法など）の中でも、自分が得意とする心理療法の少なくとも一〜二つくらいはマスターしておく必要があると思っている。そして、それを基本に押えた上で、「芸術」に出会った体験が身体を介し、この身体感覚が五

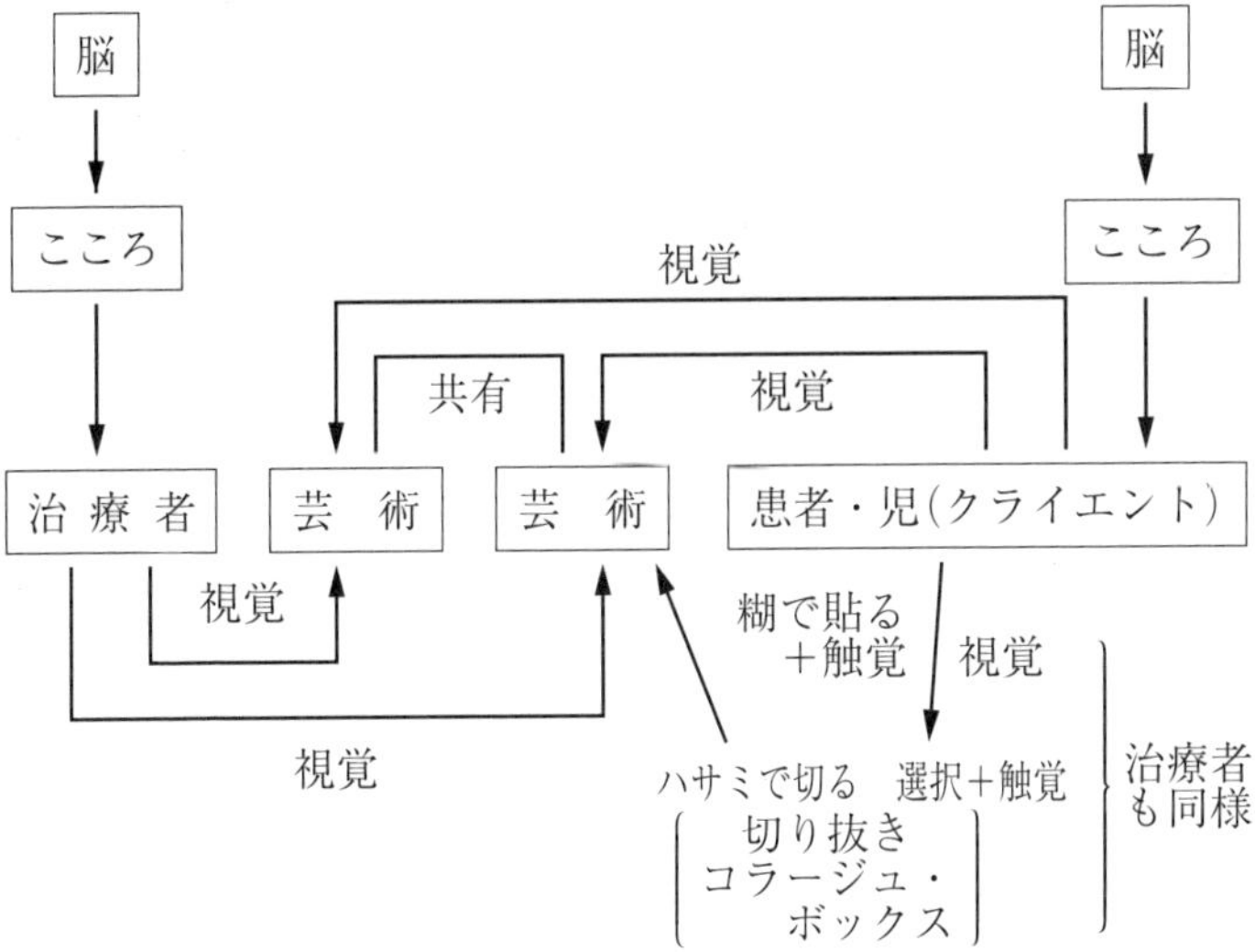

図3

感を刺激し、脳に働き、こころが動かされていく（〈図3〉参照）。このような互いの受容や共感の理解はあるがままの自分を取り戻し、より統合された方向へ導かれていくのであろう。そういう意味からすると、芸術カウンセリング、芸術療法なのであろう。

㈡治療者、患者・児（クライエント）と「芸術」関係

「芸術」を介さない心理療法においては、治療者と患者・児（クライエント）という二者関係がよく論じられる。ここでは、「芸術」という第三者的存在を介した治療者と患者・児（クライエント）との、二者関係を越えた三者関係が成り立っている。この状況にたって考えてみると、一般に、芸術療法は非言語的療法であると考えられているが、〝ことば〟の持つ意味、〝ことば〟から醸し出されるニュアンスの重要性が、「芸術」という第三者に与える影響と相まって、目の前の「芸術」に表現されていることを忘れてはならないのである。すなわち、治療者と患者・児（クライエント）関係における相互作用は、「ことば」と「芸術」の循環的相互作用にも通じる共通の「場」からの自己表現だからである。この自己表現されたものは二者関係の心理療法に比べ、転移関係が生じにくいと思われる。すなわち、治療者と患者・児（クライエント）間

の転移状況は目の前にある「芸術」そのものに表現され、この事は非常に特徴的なことであると同時に利点ともいえる。

(三) 小道具・環境

小道具や環境はつい忘れがちになるが大事な要素であり、心理療法全般に必要な要素である。筆者が経験した面接内容から二つほど取り上げてみよう。

例一）開け放たれた窓越しに聞こえる、子ども達の声に、「もうすぐ運動会だ！」と女の子が目を輝かせていいながら、女の子は椅子に座ったままで両手を横に広げて動かした。それをみた母親は、「Eは身体を動かすのが好きなんですよねえ」といって、子どもと顔を見合わせ、互いに肩をすぼめた。そして、間もなく、女の子はソファーの上に立ち上がり、バレエのように動き始めた。

例二）男の子はここに来るといつも時間を忘れて遊びに興じるのだった。箱庭から始まり、目に付いたおもちゃで治療者である筆者と母親を相手に遊び始めるのであった。遊びのリーダーはいつも、彼であった。今日も、ボーリング・ゲームがなかなか終わらない。母親を指導している。突然、病院のチャイムがなった。彼は「あっ、終わりだ！」といったかと思うと、いそいそとおもちゃを片付け始めた。彼はチャイムが鳴ると終わる時間だということが分かっていたのだった。例三）面接内容がゲームのように回転し始めていた。話し続けていた女性は突然に話を中止し、窓の方に目をやった。「もう、秋になってたんですね。あんなに葉が赤くなってますものね……。田舎を思い出しました」といって、かすかに笑った。子どものように素直な顔にみえた。

このように、心理・精神療法は個人の内的なものとはいいながらも周囲の小道具や環境もことばや「芸術」ではない重要な要素を有していることが理解できる。だから、面接室が窓のない（小）部屋なんて信じられないことである。耳に聞こえるもの、目に入るものも大切な心理療法に欠かせない一要素である。

(四)「芸術」としての技法

芸術療法に欠かせないものには、「芸術」としての技法がある。

芸術療法も表2に表したように十三種あげた。自分が好んで用いる芸術療法は限られたものであり、それは体験したことで得られた内的な開放感や爽快感を感じたものを、学びつつ自分の専門領域として活用すると良いと思っている。体験して、嫌な思いのする「芸術」は避けるべきである。決して良い効果は得られないからである。

ここでは、筆者の専門とするコラージュの技法について述べることにする。

(A)用意するもの

(a)コラージュ・ボックス法

あらかじめ治療者が雑誌、パンフレット、カタログ、新聞、カレンダーなどの様々な切り抜き（大きめに切っておくか、カタログならそのまま入れておくとよい）を切っておき、箱（菓子箱など）の中に入れておく。また、この箱の中にはハサミ、糊、サインペンなどを入れておくと便利である。

(b)マガジンピクチャー・コラージュ法

あらかじめ数種類の雑誌を治療者が用意しておく。この場合の雑誌は一種類（例えば、ファッション雑誌のように）に限定しないようにこころがける。

(a)、(b)の両方法を比較すると、前者はベッドサイドでの実施には便利である。また、患者・児（クライエント）が箱の蓋を開けた時の驚きや喜びの顔は、玉手箱を開ける時のような不思議な表情を示し、治療者との共感もそこに見い出すことができる。後者は前者に比べ制作時間がかかりすぎる傾向がある。患者・児（クライエント）が制作中にも関わらず、雑誌を読んでしまってより道をしてしまうのが常だからである。

(c)台紙

台紙には、四つ切り(三八×五四㎝)と八つ切り(二七×三八㎝)の二種類がある。筆者は、最初、小児には八つ切りを、青年期以降には四つ切りを使用していたが、ここ数年は患者・児(クライエント)自らに台紙を選択するようにさせている。なぜなら、患者・児(クライエント)の自我状態に合わせた方がよいと思ったからであって、台紙の自由度を広げたということになろうか。

また、カラー台紙も用意しておき、使用してもよいことを伝えている。

実際、台紙を選択させてみたところ、四つ切りを選択し、大きくて余ってしまったという患者・児(クライエント)や八つ切りを選択し、貼り切れなかったという患者・児(クライエント)がいた。前者は沢山貼りたいと思ったけれど、貼っていくうちに大変になったのであろう。後者はコラージュを制作していく過程で、解放感や爽快感などが得られ、もっと貼りたかったという気持ちが残ったのであろう。

(d) クレヨン、サインペン

筆者の実施したコラージュ制作以外でクレヨンやサインペンを使用した報告はみられていない。最も、筆者以外にクレヨンやサインペンを使用させようとは思っていないのだから、当然、それらを用意していないからである。特に、筆者の対象が主に子ども（患児）であることが、クレヨンやサインペンを使用させるきっかけとなったのであろう。多くの患児がコラージュ・ボックスを開けた瞬間、沢山の切り抜きと同時に、クレヨンやサインペンも目の中に飛び込んでくるわけで、手で触り、切り抜き以上の創造的なイメージをかき立てられるらしい。「これも使っていいの」とたいていの患児は聞いてくる。〈使いたかったら使ってもいいよ〉と伝えている。

(B) 方法

(a) 自主的制作法（個別法）

治療者はコラージュを制作せず、患者・児（クライエント）の

イメージとは：

ケース（C, Case）とダリー（T, Dalley）は、芸術療法において作られるイメージは、無意識（内的世界）と意識（外的世界）との橋渡しをする媒介者としての役割を果たしていると述べている。また、河合は単なる視覚像ではなく、感情体験を伴うものであるといっている。

みが一人でコラージュを制作する場合をいう。時には、患者・児（クライエント）が一人で自宅でコラージュを制作する、自己啓発的な場合もいう。

(b)同時制作法

治療者と患者・児（クライエント）が同時にコラージュを制作する場合をいう。筆者は、母親と患児が同時にコラージュを制作する場合が多いことから、その際には母子同時制作法と言っている。

(c)宿題法

患者・児（クライエント）が一人で自宅でコラージュを制作し、次回の面接・診察日にその制作したコラージュを持参する場合をいう。面接・診察時間が短縮されるなどの利点がある。

(d)合同法

面接している家族メンバーが一枚の台紙に、切り抜きを交互に貼っていく方法をいう。その際、家族メンバーは互いにジャンケンをし、順番を決める。順番が決まったら、その順番に従って、切り抜きを選び、台紙の貼りたい場所に順番に貼っていくのである。

母子同時制作法：
母親と患児が同時にコラージュを制作する場合をいう。

(e)ＭＳＳＭ＋Ｃ法

山中の考案した方法で治療者自らが台紙に枠取りをし、その台紙の枠内を六～八コマに分割する。升の一つに×の印を付ける。ジャンケンをして勝った方からグルグル描きを描き、負けた方はその描かれたグルグル描きを形として、連想し、色彩を塗る形で描いてもらう。次に、交換し、先の受け手がグルグル描きを描き、先にグルグル描きを描いた方が連想して色彩を塗る形で描く。今度はコラージュを貼り、互いに交換する。残った×の付いた一コマに全体の印象でストーリーを書いてもらう。

(f)コラージュ変法

治療者と患者・児（クライエント）がジャンケンをし、順番を決める。ジャンケンで勝った方が、台紙の升の数を決める権利が与えられ、負けた方はそれに従う。数個の升の一つに小さく×を付ける。×以外の升の一升に、互いにサインペンでグルグル描きをする。台紙を交換する。相手のグルグル描きをみて、サインペンで何にみえるかを連想し形に描く。それをクレヨンで色づけをする。いきなり、

(新)家族コラージュ法：
自主的制作法、母子同時制作法、合同法、コラージュ変法の四方法をいう。当初は自主的制作法、母子同時制作法、合同法の三方法を家族コラージュ法といっていた。

クレヨンで形に描いていってもよい。描いたものの名前を書く。また、台紙を交換する。今度は互いに切り抜きを貼る。また、台紙を交換する。再度、互いに切り抜きを貼る。×の升を残し、それ以外の升がグルグル描きと切り抜きで絞められたら、×の升に全体の印象を文章化してもらう場合をいう。文章が書けない場合には、×の升にも切り抜きを貼ってもらうことにしている（〈図4〉参照）。

(g)課題コラージュ法

コラージュ制作に際し、課題（テーマ）を与える場合をいう。

(a)〜(f)のいずれかの方法でコラージュ制作を行っていくのだが、時には、面接の内容状況から適した課題（テーマ）を与えてコラージュ制作を行ってみるのもよいと考えている。

その他にもいくつかの方法が編み出されているが、コラージュ制作の基本は(a)〜(g)に集約されてできるのではないかと思っている。

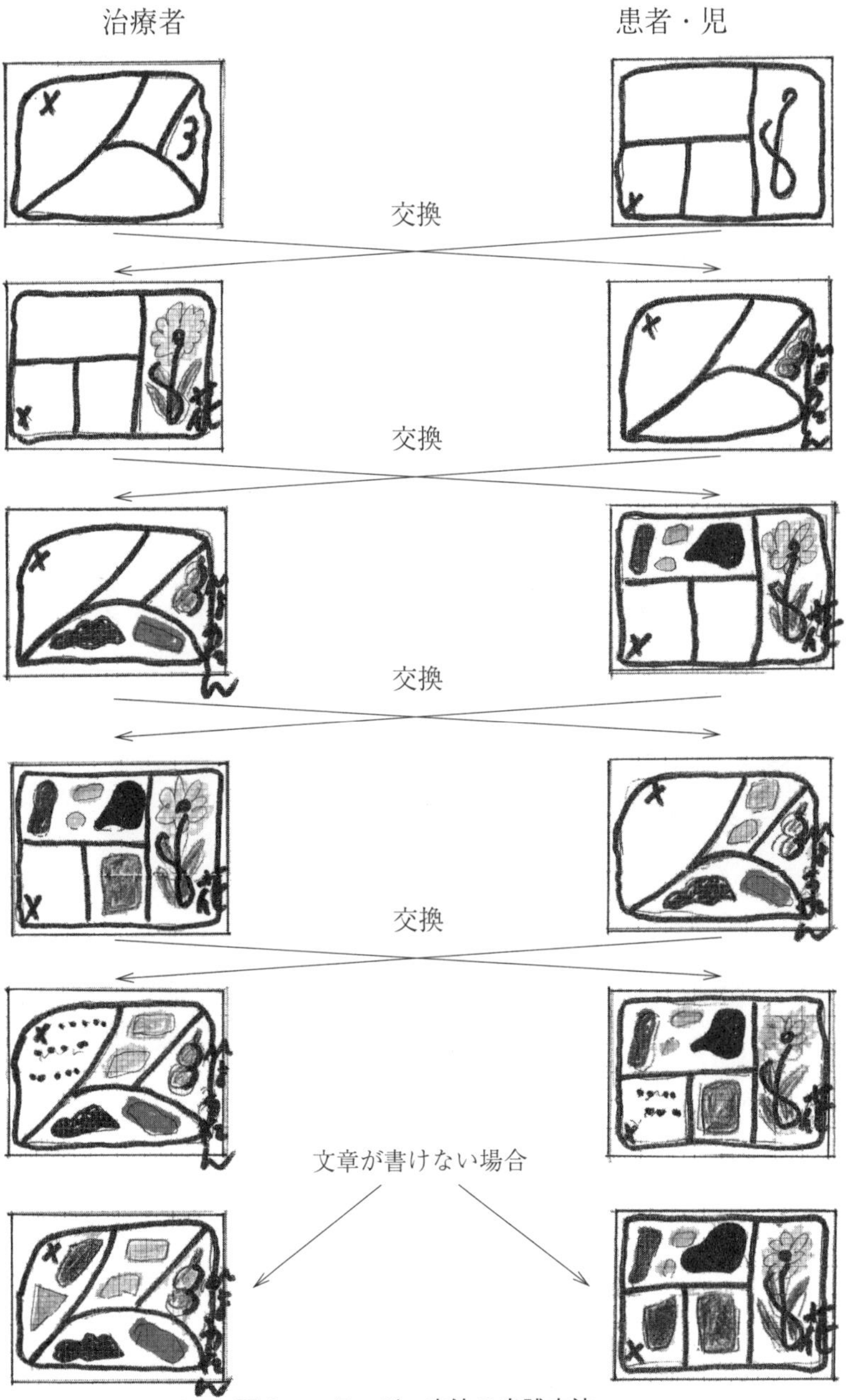

図４　コラージュ変法の実践方法

第三節　芸術カウンセリングと遊び

　筆者の治療対象は子どもと母親が中心であり、時に、家族にまで及んでくることが多い。もっとも小児科医であることがその多くの理由であるし、家族療法を治療手段の一つにしていることもその最大の理由であろう。子どもの特徴はつねに成長・発達することである。この成長・発達は身体ばかりでなく、精神面にも当てはまる。その通りだと納得できるのは、面接室が治療の終結時には治療者と患者・児（クライエント）双方にとっての最後の共感の「場」となることからも理解できる。「芸術」を介することによって治療者にとってそれは遊びとなり、もしくは、遊び感覚を引きだすとしたら、治療者にとって芸術とはどのようなかかわりを持つことになるのであろうか。

　時には、遊べない子どもがいたり、母親自らが遊べないということもある。遊びを治療手段とする遊戯療法においても、プレイルームの中で展開される遊びは「芸術」を「遊具（描画など芸術的手法も遊具の一つであるが）」に変えた、治療者と患者・児（クライエント）関係による相互作用の「場」なのである。

(A)遊べない子どもの場合

症例K君（中学二年）

アトピー性皮膚炎、気管支喘息

筆者は、ある時、上記の主訴で外来を受診したK君と母親に始めて出会った。K君の気管支喘息は落ち着いてはいたが、アトピー性皮膚炎はひどく嫌悪していた。母親はK君のアトピー性皮膚炎よりも、いつもかったるくしていることの方を心配していた。K君は母親にとって、やっと生まれた一人っ子であった。母親は神経質で自分もアレルギー体質だと話し、アレルギーよりも男の子らしくしゃんとなって欲しいことが伝わり、面接に通わしたい意向が理解できた。筆者は本児が面接に目的（治したい）を持ってやってくるのであれば、引き受けるけれど、そうでないのなら引き受けられないと伝えると、本児は来たいといった。以後、一回／月の割合で面接に来院した。

実際、K君は来院すると、すぐさまソファーに横になり、眠り始めるのであった。何をいっても「うん」とか、「いや」とかいうだけで、何も答えない、答えようとしない子どもであった。〈そうか、この子はここ眠りにきているんだ〉と思い、そのままそっとしておくことにした。しかし、一時間もすると起き上がり、「じゃ」といって帰っていった。筆者はこの時間の間何もせずに、ただその場にいただけであった。

数回の来院後、K君はいきなり面接室に入ると、テーブルの前の椅子に座った。筆者と面と向かい合ったのであった。〈今日は何をしようか〉「何でもいい」といったので、〈絵を描いてみない〉「うん」と筆者のことばを受け、テーブルの上に置いた台紙に絵を描き始めたのであった。

K君は心理療法という面接に応じられない、応じたくない子どもで、治療者である筆者をみていたのであろう。テーブルを挟んで座った時、K君は筆者を治療者として受け入れたのであった。

(B)遊べない母親の場合

症例Jさん（専業主婦、四十八歳）
Jさんは高齢出産で女の子を産んだ。晩婚であった。夫は転勤が多かったため、子どもも転校が続いていた。子どもが中学一年になり、転勤もなく住まいが落ち着いた。子どもは朝、起きられずに頭痛がするなどの不定愁訴を訴えるようになり、起立性調節障害と診断された。

母子合同面接では、母親は治療者の話が理解しにくいようで、通じにくいところもあった。子どもの方がイライラし、「先生は……っていったんじゃないの」と子どもの方からいわれる状況が度々みられていた。つねに、母親は治療者のいったことをメモしていた。そこで、治療者は〈お母さんと一緒にダンスしてみませんか〉と二人に提案した。子どもは「うふ」と首をちょっとすくめて笑いながら母親の方を向いた、母親は「ああ、まあいいですけど……」といったが気乗りしない様子であった。そして、「もっと聞きたい話があるのですけれど……」とメモと鉛筆をバッグにしまった。リズム合わせダンスでは母親は子どもと同じ動きが出来ずにいた。子どもの方は母親の動きに応じられているのに……。子どもは「ママは下手！」と激しくなじっては、その怒りと悲しい気持ちを合同法に表したのだった。晩婚で高齢出産という母親の年齢状況を理解したとしても、この母親は子どもとの共感性に欠けていた。子どもの気持ちを身体で理解するよりも、頭で理解することで母親であろうとして

起立性調節障害（Ortostatic Disreguretion）＝OD：
立ちくらみや起立時の脳貧血症状を主訴とする自律神経失調症といわれ、起立時の低血圧だけでなく、動悸・頭痛・腹痛などの自律神経症状を伴った全身性の自律神経反射の不安定状態と考えられ、診断基準が設けられている（〈表３〉参照）。

表3．起立性調節障害の診断基準

大症状

A．たちくらみ、あるいはめまいをおこしやすい	しばしば 時々 たまに (たまに以上を陽性)
B．立っていると気持ちが悪くなる。ひどいと倒れる	しばしば 時々 たまに (たまに以上を陽性)
C．入浴時、あるいは嫌なことを見聞きすると気持ちが悪くなる	しばしば 時々 たまに (時々以上を陽性)
D．少し動くと、動悸、あるいは息切れがする	しばしば 時々 たまに (時々以上を陽性)
E．朝起きが悪く、午前中調子が悪い	しばしば 時々 たまに (時々以上を陽性)

小症状

a．顔色が青白い b．食欲不振 c．臍疝痛 d．倦怠あるいは、疲れやすい e．頭痛	しばしば 時々 たまに (時々以上を陽性)
f．乗り物酔い	しばしば 時々 たまに (時々以上を陽性)
g．起立試験で脈圧狭小が6 mmHg 以上 h．起立試験で収縮期血圧低下が21mmHg以上 i．起立試験で脈拍数増加が1分間に21以上 j．起立試験で立位心電図の T_1、T_2が0.2 mV 以上の減高	悪心、嘔吐により起立試験に耐えられない時は、起立試験陽性とする

(これらの症状は最近2カ月以内に起こっていることが必要)

いるのであった。子どもは似たもの同士の両親から、遠慮せずに自己表現できるようにとコラージュという「芸術」を介した治療を行っていったのであった。しかし、この起立性調節障害という概念は諸外国では受け入れられていないのが現状である。日本独自の社会的現象なのであろうか。ところで、田中は従来の起立試験ではこの病態を正しく診断できないと考え、起立血圧試験を開発した。それによると、起立直後に顕著な血圧低下と血圧回復遅延を伴う起立直後性低血圧の一群が見いだされ、この一群の五二・三％に神経症性不登校が存在していたというのである。重要なことは、起立直後性低血圧という病気ならば、不登校として心理療法を先に考えるのではなく、まずは薬物による治療が先であるとする考え方である。

筆者は、不定愁訴（朝、起きられないなど）を訴えて受診する子どもたちとの「芸術」による心理的アプローチから捉えてみると、㈠起立直後性低血圧、㈡精神疾患、㈢家庭環境、が原因と考えられる行動化、㈣自我同一性障害、などが考えられるが、㈤発達障害、も無視できないと考えている。

第四節　身体内言語としての芸術カウンセリング

「芸術」の制作は患者・児（クライエント）に回復する力を与える一方、悪化させる力も持っている。その両刃的要素は言語のみによる治療と異なり、見極めの難しさと治療者の器量が重要な要素となってくる。このような観点から、芸術療法が単なる非言語的治療とは言い難い点を考えてみたい。

もう一度、〈図3〉をみてみよう。コラージュ・ボックス法であれ、マガジンピクチャー・コラージュ法であれ、切り抜きを視覚で捉え↓その中の一枚を選択し↓ハサミで切り↓台紙に貼るという一連の作業を繰り返していくことで、一枚のコラージュ作品を完成していくのであるが、この過程をよくみていると、切り抜きを両手を使って選んでいる際の目から入る視覚刺激による作用と両手に触れた切り抜きを台紙に糊で貼りながら手で圧し・抑えていく感触は、視覚による作用と連動して、心地よい触覚刺激となって身体への目覚めを呼びかけているように思える。この身体への呼びかけこそが、制作者である自分（私）と台紙に貼られた切り抜きとの対話に他ならず、まさしく身体内言語なのである。身体の目覚めはこころ（魂）の揺さぶりを起こし、治療者のコラージュをちらっとでもみる余裕を与え、身体内言語は高まりを増していく。しかし、ここでの身体内言語はことばとして表出されているのではなく、あくまでも内言語的要素のことである。この身体内言語の身体内での高まりは、脳からのメッセージとなって、やがて身体外言語としてのことばとなって表出される。すなわち、前意識レベルから無意識レベルの内容が治療者に伝達されるのであろう。おそらく、自己治癒力としての機能の働きが作動しており、免疫力も高まっているに違いない。

筆者はアレキシサイミア（alexithymia）を特徴とする心身症の患児との心理療法が多かったことから、コラージュ制作が言語化を起こさせることに早くから気づいていた。コラージュ制作というか、「芸術」的要素こそは身体内言語の高まりを起こし、表出言語へと導かせるパイプ作用の一役を担っているのである。そのことは、コラージュ変法の中での文章化としての働きをも導き出していると考えている。

すなわち、

内言語的要素：
(a)音として発音されていない状態の言語、(b)思考から外言語への変換過程の言語、(c)思考を聞き取り理解する過程の言語、(d)思考と言語の間に介在する心理的過程など様々な定義があげられている。

「コラージュ制作」→「言語化作用」→「文章化作用」

となり、「コラージュ制作」のところはコラージュだけとは限らず、あらゆる「芸術」に共通していることであると考えている。

この内言語の理解は赤ちゃんのことばの獲得の様子と似ている。赤ちゃんを思いだしてみよう。

(1) 前言語

赤ちゃんは生命の誕生と共に〝産声〟をあげる。この〝産声〟はことばというよりも、羊水の中を泳いでいたために必要のなかった肺呼吸、それが産道を通過し、外気にふれ（エベレストから落下する時と同じ圧力がかかる）た刺激で、肺が一気に広がるという呼吸運動の始まりを意味している。その赤ちゃんが生後一カ月頃になると、呼吸機能と喉頭の発達に伴って単調な音声を発するようになる。クーイングといわれるもので、舌の使用ができるようになったことを示している。生後二～三カ月になると、呼吸リズム・口の開閉・声帯の振動・舌の

アレキシサイミア：
失感情症ともいわれている。1973年にシフォネス（P. Sifneosi）によって提唱された。想像力に乏しく、自らの感情をことばで表現することが難しい状態のことをいう。ストレスを身体化しやすい心身症の症状として知られている。

動きによって、喃語といわれる発声が聞かれるようになる。赤ちゃんが嬉しい時や楽しい時などによく聞かれるのだが、赤ちゃんにとっては口を開いて、舌を使って、息を吐いてみたら音声が自分の耳に聞こえ、その自分の音声を楽しむかのように繰り返して聞いているのであろう。そんな赤ちゃんをみて、大人が喜ぶ顔の表情も、喃語の増加を起こさせる要因へと繋がっていくと考えられる。

(Ⅱ)聴覚による音声認知

生後六～七カ月頃になると、大人の音声を模倣するようになる。そして、大人の話したことばに対し、自からも無意味だが応答したかのように発声する。反復性喃語の時期でもある。すなわち、七～八カ月頃には大人の話しかけやその表情・身振り・命令に対して反応し、八～九カ月頃には聞き慣れた大人のことばにたいして積極的に反応するようになってくる。すなわち、ことばとしては不明確ではあるが、意味を持った話をしているのである。この時、大人は子どもの行動から、子どもが何をいおうとしているのかを推察し、子どものいったことばや話を受け止めてあげなければいけない。これらのことを〝ものの永続性〟と村井はいい、音声の記号化の時期であり、大人の話した文を理解し行動に表せるようになっていくと報告している。

(Ⅲ)ことばとしての発声

生後一歳前後頃に初語が表れる。始語ともいうが、この初語は音声と対象（意味）が結びついたもので、要求・感情・意志を表す内容のものが多い。一歳半頃では一語文が話せるようになり、文としての機能を持つようになる。語彙は急速に増加し、二語文へと移行していく。

ところで、ヴィゴッキーは表出言語に至る過程として、「内言」理論を子どもの行動の中で分析している。すなわち、子どもの言語行為は始め、困難な状況に出合った際に、(1)困難な状況を記述し、(2)可能な解決の糸口を求め、(3)計画を立てるというものであり、想像から言語でそれを解決しようとするものである。そして、その言語行為は次第に省略の形を取り、つぶやき声に変わり、口唇運動から、二年後には「内面化」し、その後「内言」へと変わり、外見上は消失してしまうというのである。この一連の過程は自分のための言語行為であって、コミュニケーションとしての言語行為ではないといえる。では、この「内言」が、その後に起こるであろうコミュニケーションとしての言語行為を持つためには、どのようなことが必要なのであろうか。コミュニケーションとして必要な表出言語への移行過程は、最初の〝内的な意図や思考〟にあり、これが育っていなければ、言葉はでないし、文章化にも至らないのである。

筆者は運動性言語発達遅滞児でも、緘目児であっても、心身症児であっても、コミュニケーション手段としての言語の表出のためには、プレイセラピーやコラージュ制作過程の中で、その準備段階としての「内言」あるいは、「内言語」という自分のための言語行為が身体内面で生じていくのだと考え、そのことを「身体内言語」と呼んでいる。すなわち、混乱した内的な意図や思考が「芸術」という第三者の介在を通じて、内的な統合の過程を得てくるのではないかと推察している。

それでは、ことばの遅れた子どもの遊び場面から、身体の内言語とはどのようなものかをみてみよう。

症例S子　言語発達遅滞児（2歳10カ月の女児）

プレイルームの中でS子は筆者の肩をたたいて、母親の赤い口紅のついた唇と同じような色の口紅のついた筆者の唇を指で交互に指しては笑っていた（＊）。終了後、プレイルームからでたS子は待合室で女性のポスターをじっと眺めていた。暫くすると、その女性の赤い口紅のぬってある唇を指でなぞっていた。母親にバッグを開けさせ、口紅を取り出し、筆者にみせた。

これらの行動は表出言語のでていないことを除けば、二歳の年齢相当な行動発達である。（＊）のところを詳細にみてみよう。以前から、S子は母親が口紅を塗っている様子を観察していたに違いない。筆者がS子の眼前に座って挨拶をした時にS子は赤い唇に目がいったのであろう。それをみて「ハッ」とこころが動いたのであろう。それは、赤色は母親のと同じ色だと思った時の喜びと驚きからである。肩をたたいてそれを伝えた。その状況を受けた筆者は、〈あっ！同じ色だね……〉とS子の喜びと驚きの気持ちを受け入れて、それをことばとして発したのであった。つまり、S子はこころの中で、筆者のいったと同じ色だねということを感じ、そうつぶやいていたのであるから……。これが身体内言語なのである。

（第一六回日本小児心身医学会抄録、P八四〜九五から）

(A)身体内言語を脳科学から理解する

筆者は観賞魚が身体に与える影響を脳波の面から研究した。

対象は大学生十四名（男子六名、女子八名）に行い、飼育群七名と非飼育群七名の二群に分けて脳波の比較を行った。実施概要は〈図５〉に、脳波測定時に行った課題とその内容は〈表４〉に表した。

すなわち、以下のような結論が得られた。

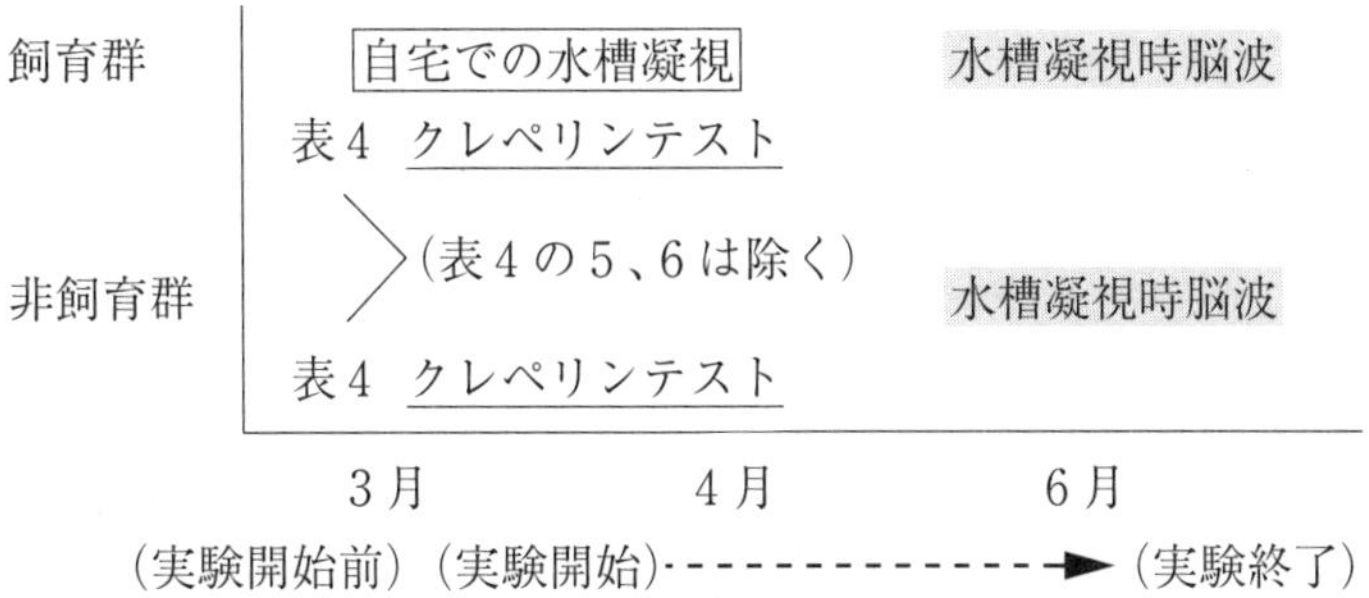

図5．実施概要

課　　題	内　　　　容
1．安静	
2．クラシック	Beethoven の Violin Concerto Dmajor op.61 を聞く（第2楽章）
3．暗算	1000から7を引いていく
4．水槽凝視（開眼）	水槽を凝視させる
5．魚イメージ（閉眼）	飼育群には「自分の飼っている魚」、非飼育群には「今、見た魚」を思い起こさせる
6．水槽凝視（開眼）	水槽を凝視させる
7．テスト 8．壁 9．安静	理科系の学生には漢字四字熟語の想起、文化系の学生にはクレペリンテストの想起をさせる

表4．　6月時の課題とその内容

㈠実験開始前ではどの課題においても両群間に差はみられなかった。しかし、実験開始三カ月が経った六月の時点では魚のイメージ課題において飼育群は非飼育群よりもα波が増大していた。魚をイメージしただけでも、非飼育群に比べ飼育群の方がはるかにリラックス効果を得ていたのであった。

㈡非飼育群の魚イメージ課題では、魚のイメージが浮かびにくかったことから集中ができにくいことが理解された。これに対し、飼育群ではどの課題にたいしても集中能力が高まっていた。

㈢大脳半球を左右の機能でみると、左半球は「言語脳」「論理脳」「分析脳」といわれ(〈図6〉参照)、右大脳半球は「芸術脳」「イメージ脳」といわれている(〈図7〉参照)。そのことは、例えば、視覚イメージが強ければ右後頭部(O_2)の活動が大きくなるし、言語的イメージが働けば左言語野(O_1)が活動することになる。そこで、大脳半球機能の左右差からみると、飼育群は日を追って平均振幅値(O_2/O_1)が大きくなり、左脳的となっていた(〈図8〉参照)。

これらのことから、鑑賞魚の与える効果を脳波学的観点でみると、非飼育群よりも飼育群の方が魚に慣れ親しんでいたことから、水槽を前にしたことで自分が飼っている魚と自分自身が対話をしているかのような言語的な関わりを介し、それがリラックス効果となって身体面に表れたのではないかと思われた。

鑑賞魚ないしは、アクアリウムは「芸術」ではないが、絵画鑑賞と相通じるものがある。特に、画家などはまさしくその通りなのであろう。ことばとして表出しなくとも、目の前にあるものとの対話が行われているのであって、まさしく身体内言語といえる。

（佼成病院医学雑誌、Vol, 22, No, 1, 1998, P. 24～33から）

ところで、私たちは眼から入る刺激を頭の後ろの部分（後頭葉）で捉えている（〈図9〉参照）。例えば、眼球が物のみえた方向に、それを確認しようとすばやく動いたとする。しかし、動いてしまうと、すでに両眼視の視野内に入ってしまうわけで、本来、私たちが物をみて、どう捉えているかのみえ方になるというわけである。

(B)身体内言語をコラージュから理解する

コラージュ制作が言語化作用を起こすことは先にも述べたが、言

後頭葉：

図9には脳の表面図がある。

人間の頭は四つの葉（前頭葉、側頭葉、頭頂葉、後頭葉）に分けられ、側頭葉のみが左右あるわけである。それぞれに役割があるのであるが、後頭葉には視覚野があり、眼からの刺激をここで捉えているのである。

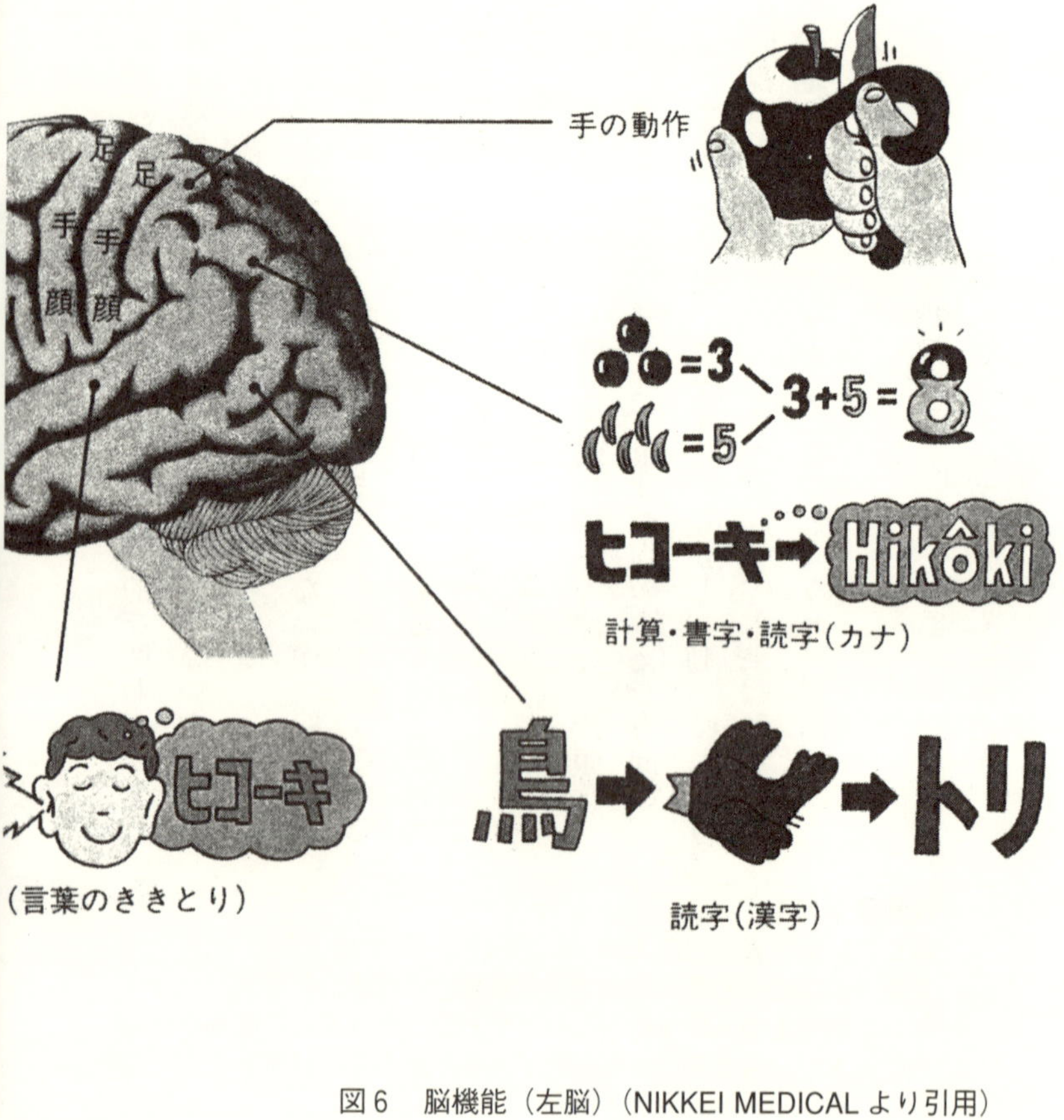

図6　脳機能（左脳）（NIKKEI MEDICAL より引用）

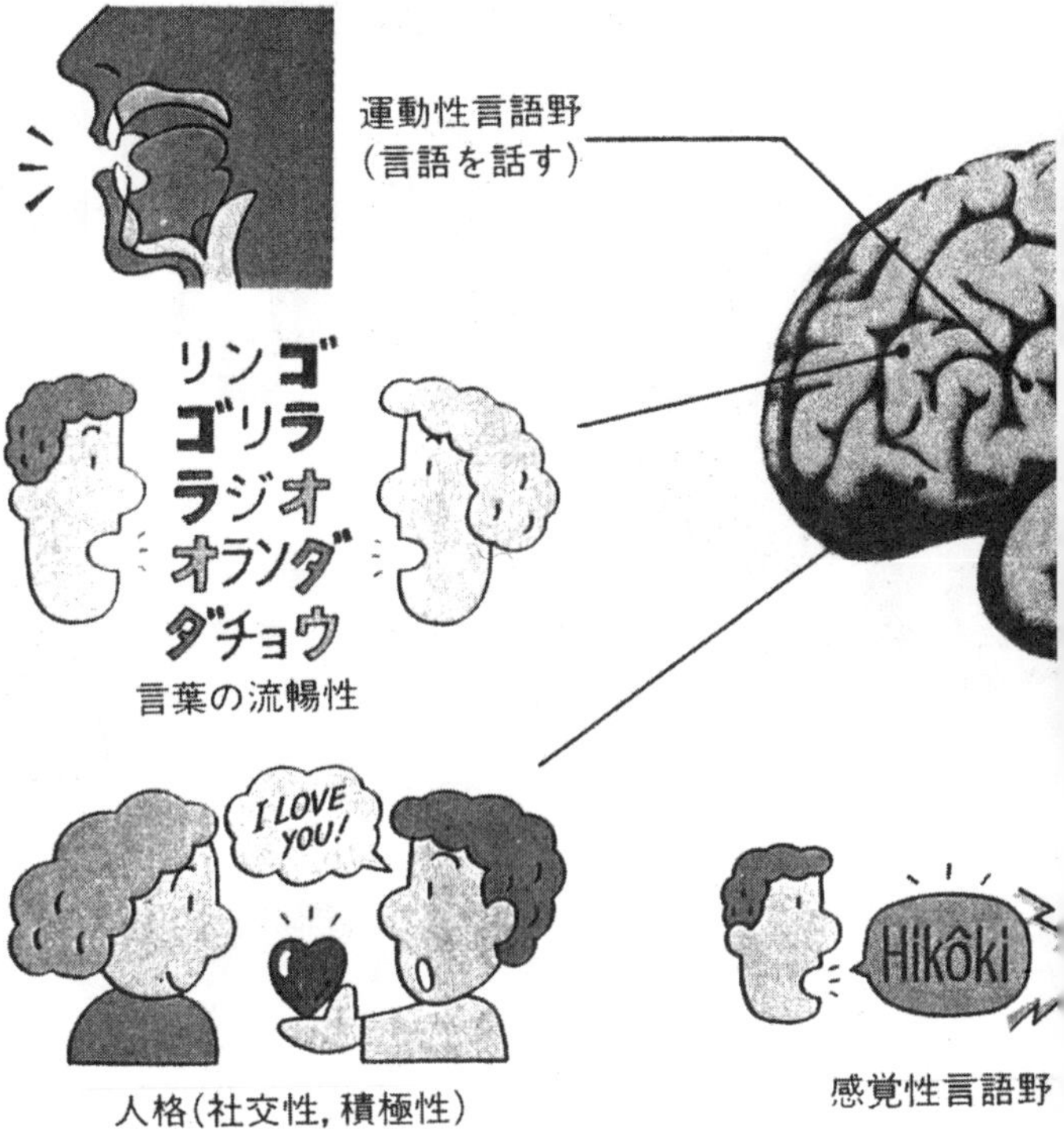
運動性言語野
(言語を話す)
リンゴ
ゴリラ
ラジオ
オランダ
ダチョウ
言葉の流暢性
I LOVE YOU!
人格(社交性, 積極性)
Hikôki
感覚性言語野

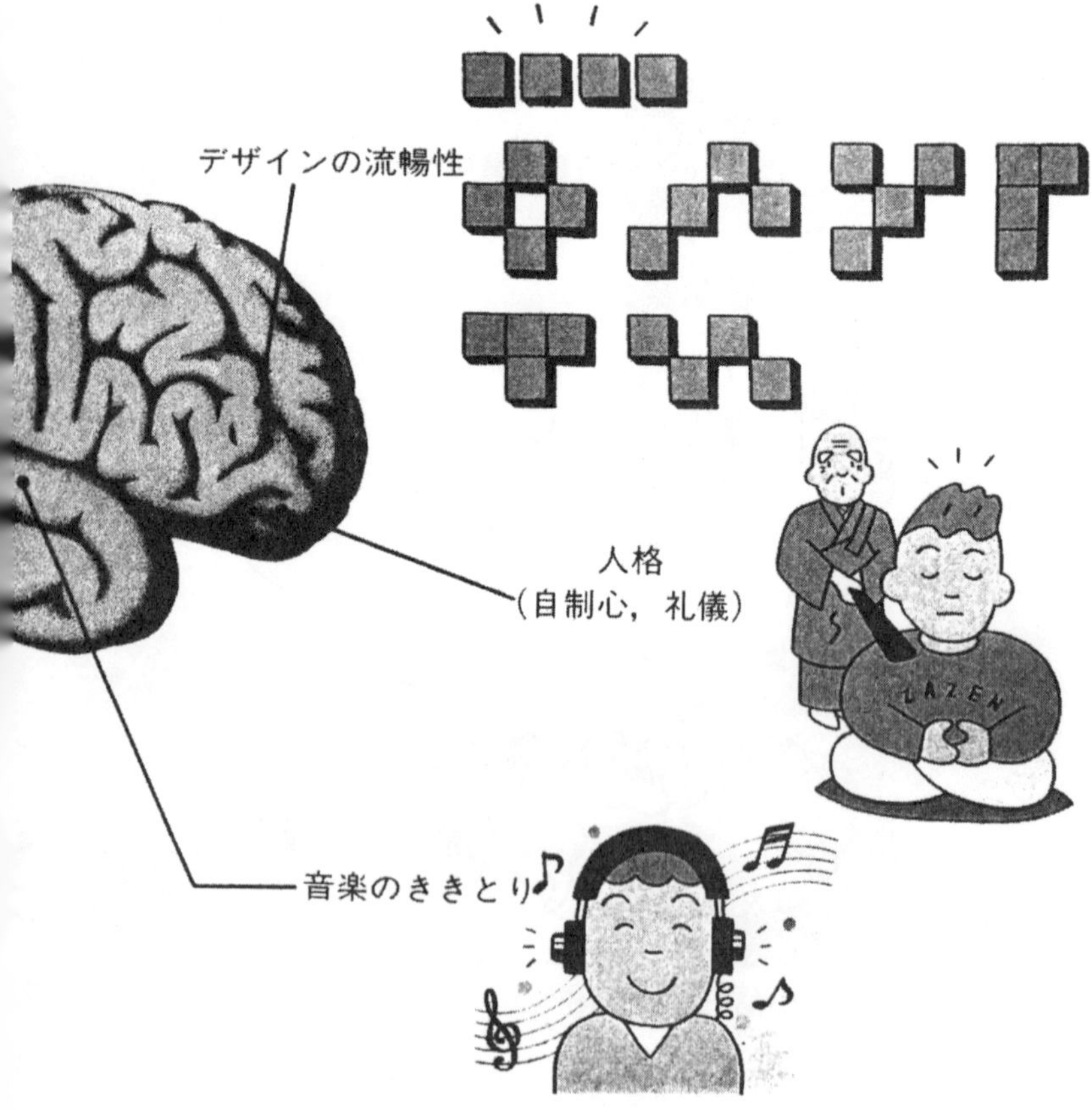

図７　脳機能（右脳）（NIKKEI MEDICAL より引用）

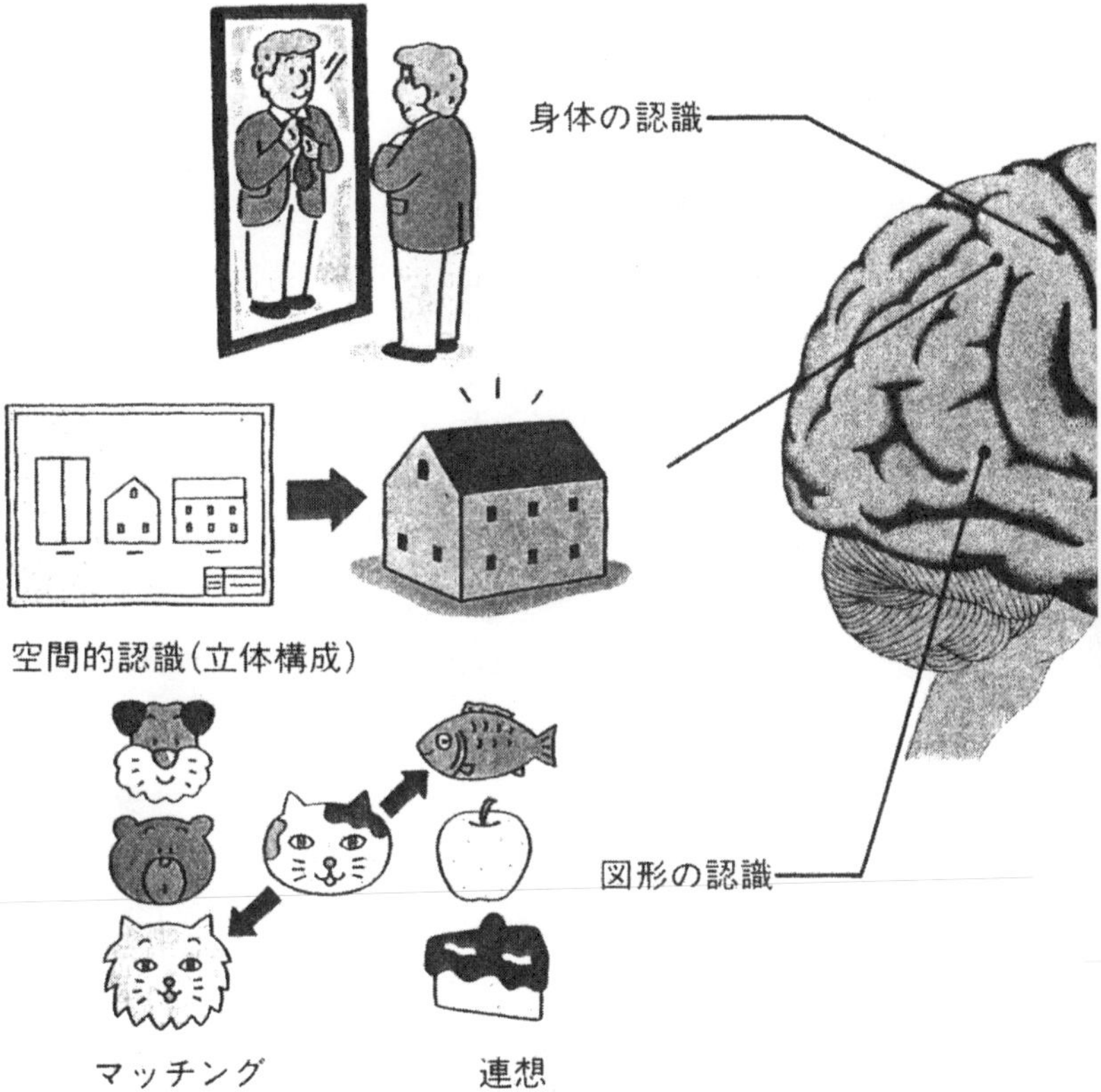
身体の認識
空間的認識(立体構成)
図形の認識
マッチング
連想

語化を起こすにはその前段階があると思われる。子どものことばの発達と同じである。コラージュの制作過程に際してはどうであるのかを学生のコラージュ制作を通してみてみよう。

学生M　コラージュ制作は二回目。

何を貼ろうかと迷ったが、行ったことのある思い出の場所（ひまわりの下の塔）や地名（極上の～）や地図も貼ってしまいました。左下のログハウスっぽいものは、昔、父と母と旅行に行った時、昼食時に立ち寄ったお店に何となく似ているように思い貼りました。その右下の写真は虹色のような感じの光がきれいだったので貼りました。

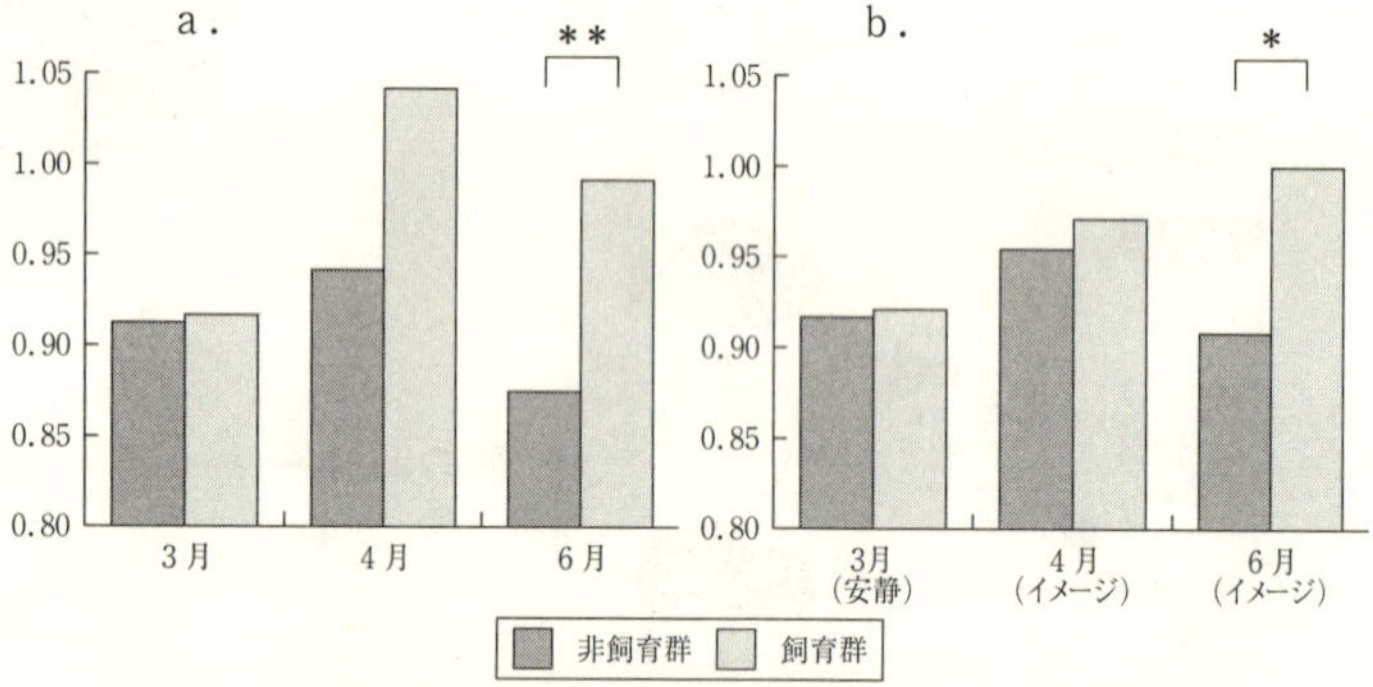

図8　左後頭部の波平均振幅値に対する右後頭部の値（O_2/O_1）の月別推移　a. 安静閉眼時　b. 水槽イメージ時　b. の3月は安静時のもの。：P<0.02　*P<0.05　飼育群は水槽を前にして、徐々に左脳的思考となった。**

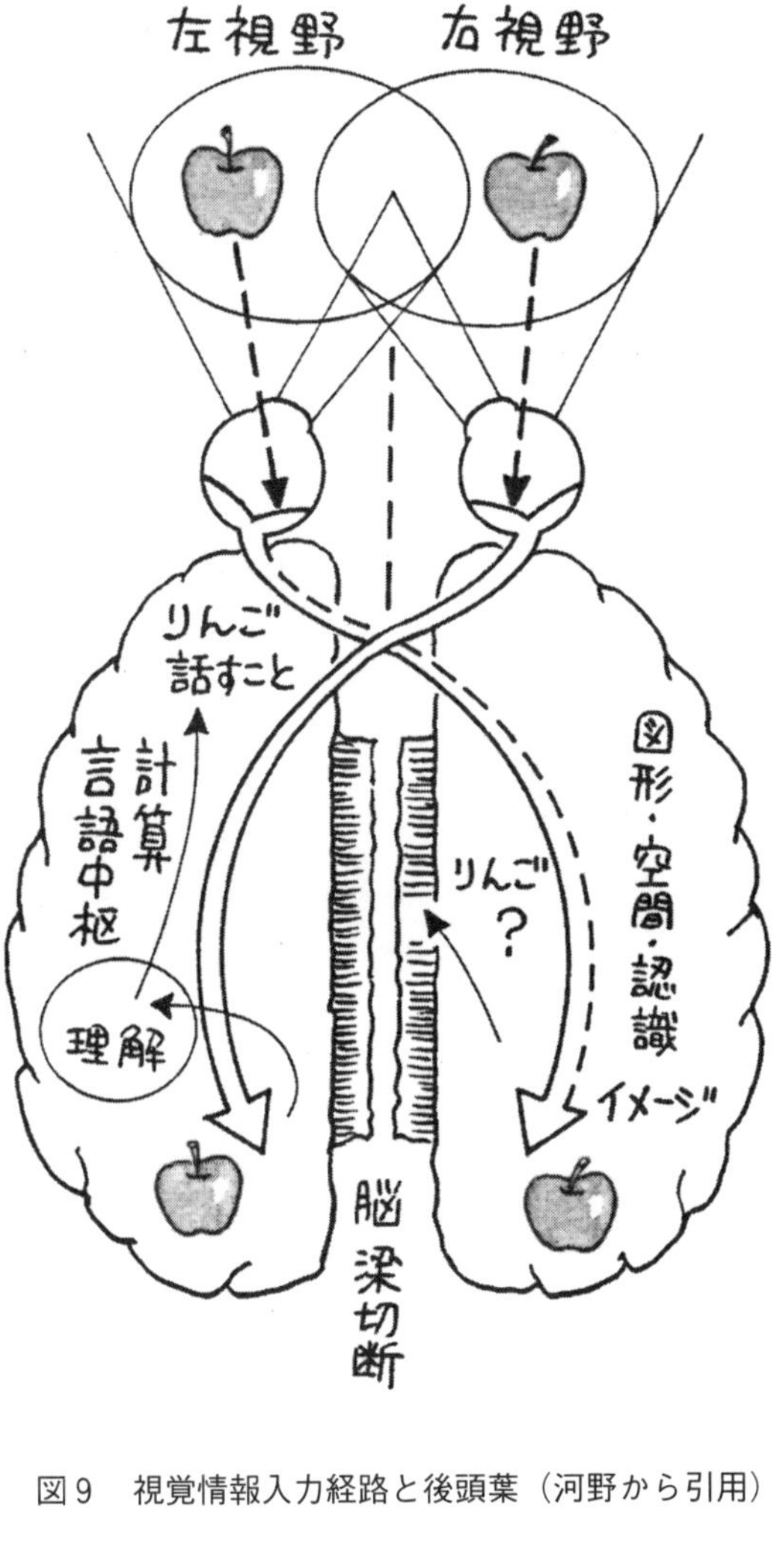

図9　視覚情報入力経路と後頭葉（河野から引用）

ひまわりが好きなので、今回も貼ってしまいました。いつも「思い出」を振り返り、懐かしく、恋しがっているような自分を感じます。

Mさんがコラージュを制作している過程は、両親との「思い出」を振り返りながら制作したのである。制作中には〝懐かしく、恋しがっているような自分〟といっていることから、制作中のMさんは過去を懐かしんでいる自分とそれを表現している切り抜きとの対話を通しながら、両親との懐かしい過去に出会っていることが理解できる。明らかに、コラージュ作品との対話を行っているのであって、これが身体内言語なのである。

学生W

たそがれてしまうような景色の切り抜きに魅かれてしまいました。今、自分が、そういう景色をみたいと思っているからでしょう。女の子が馬を触っている切り抜きは、普段なら貼るのを止めようと思うものですが、今日は使ってみたい気分だったので貼ってみました。自分のこころが表れすぎているようで恐かったです。何故か、今は自分のこころが宙にうろうろしている状態です（〈作品6〉参照）。

Wさんのコラージュ作品は悩んでいる自分と対面したのであった。「たそがれてしまう景色」の言葉から堀口大学の詩を思い出した。〃夕ぐれ時はよい時、かぎりなくやさしいひと時。……、いつも神秘に満ち、それはいつも人の心を誘う、それは人の心が、ときに、しばしば、静寂を愛することを、知っているもののように、小声にささやき、小声にかたる……
夕ぐれのこの憂鬱は何所から来るのだろうか？……、人をより強い夢幻へみちびく……〃
は自分のこころが宙に浮いてうろうろしている状態といっていることか

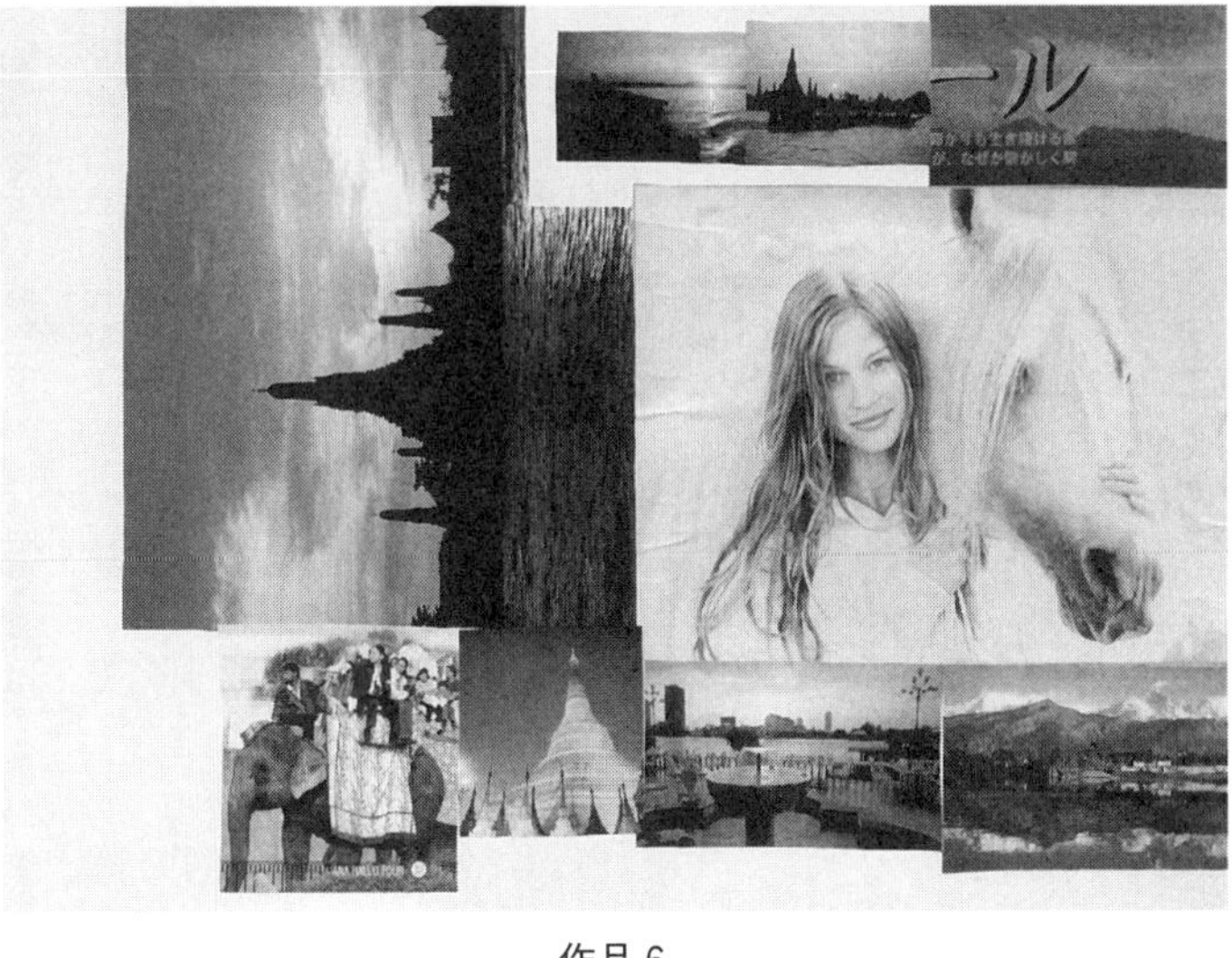

作品6

ら、彼女自信のこころがここに定まらない状態でいることが理解できる。この憂鬱で、迷える気分はたそがれていく景色に吸い寄せられ、自分との対話を通じ、夢幻へと導かれていったと思える。この夢幻は自分をみつめるひと時を与え、普段なら貼らない馬を触っている女の子の切り抜き、しかもモノクロの切り抜きを貼り、そして、それを貼ったことでこころが動いたと考えられる。なぜなら、自分のこころが表れすぎているようで恐かったといっているからである。自分の悩みをコラージュ作品を通して発散し、結果として対話をしていたことが理解できる。これが身体内言語である。

学生K

ウサギを描こうと思ったら失敗したのでピンク色のものはないかしら?と考えて桃にしました。桃を描いたので、今度はもう一つぐらい果物をということで小さなブドウを描きました。大きいものと小さいものとのバランスを考えながらやって楽しかったです。重ねていったりしてたくさん工夫しました。洋服が着せ替えられるような感じと携帯の大きさと人の大きさと遊び心をだしてみました。

学生Kさんは工夫をしたり遊び心をだしてみたということから、意識的にコラージュ作品を制作していたと思われる。しかし、最初、ウサギと思ってクレヨンで描いたら失敗してしまった。おそらく、その時「どうしようかな……」と思ったに違いないし、「あっ、そうだ、桃にしよう」とも思ったであろう。そして、「もう一つぐらい果物を描きたいな……」とも思ったのである。このこころで感じたことば、それが身体内言語である。工夫をしている時でも、身体内で何らかのことばをコラージュ作品に発していたであろうことが理解される。

第五節　ファンタジーとしての芸術カウンセリング

先に、後で述べるといった「ファンタジー」についてをここで述べてみることにしよう。

フランツ・ブレンターノ（F. Brentano）は美学概要の中でファンタジー表象を「直観的表象に近づいていく、非直観的にして非本来的な表象のことである」と定義している。何ともわかりにくい説明であるが、芸術の創造性こそはファンタジーに基づいており、作品の中心的役割を担っているといっているのであろう。すなわち、芸術の根幹を成す部分に、ある普遍的な能力をみるのであって、それを芸術家の作品の中にファンタジーを当てはめて論じたと思われる。では、ブレンターノの根幹的な問題とは何であろうか?それは「心的現象」と「物的現象」の区別である。心理学では「心的現象」を対象領域とし、物的現象（色・音・暖かさなど意識的に知覚される現象）へと向かわせる際には、意識作用（感覚・表象・感情などの内的知覚）が直接的に経験されることであって、美学は意識の働きのみを問題とするのではなく、美醜の認識や芸術作品の創造という目的に向かっていくものであると述べている。このように、心理学と美学とは非常に近いところに存在しているが、美学は見ている者のこころに訴えかける作品を創造することが課題で、真理の探究を課題とする心理学とは対照的なのだとしている。このように美を創造するためにはファンタジーの働きが必要だというのである。ファンタジーとは常に表象という形をとって私たちの意識の前に表れ、そこには判断も、意志も、情緒も属していない、いわゆる精神作用としての心的現象がある。私たちは何かを創造するとき、何らかの表象を自分の内部に形成するが、これは代用表象を形成する知覚とは異なっているといっている。しかし、過去に得た直観を基盤にしているからこそ知覚表象に似ているのであり、ファンタジー表象は知覚表象と似てはいるが、知覚表象ではない表象なのである（〈図10〉参照）。

なお、リックマン（Rickman, J.）は芸術作品には三つの満足させる要因があるといっている。それは、㈠作品をみることによる感覚的な楽しみ、㈡建設的および、破壊的な傾向の相互作品を通しての葛籐の解決からくる緊張の解除、㈢永遠の三つである。すなわち、芸術家は中立的な媒体の中に、創造的および、破壊的な本能の相互作用を提示し、それによってみる者に自らの葛籐をより良く理解させ、創造は破壊に勝利することを示していると述べている。この破壊に打ち勝つ創造こそがファンタジーの働きそのものだというのである。

　では、私たちの意識活動を考えてみると、㈠知覚（現に、存在している対象物を実際に認識する）と㈡想像力（記憶などを組み合わせて、新たな表象を形成する）の2つがあげられる。作品として生み出されていくためには、想像力が意識に留まることなく、身体の働きと相まって、具体化されて始めて作品としての創造が可能となってくる。

　それでは、ファンタジー（空想・幻想）とイメージをどう使い分けしたらいいのであろうか？今まではファンタジ

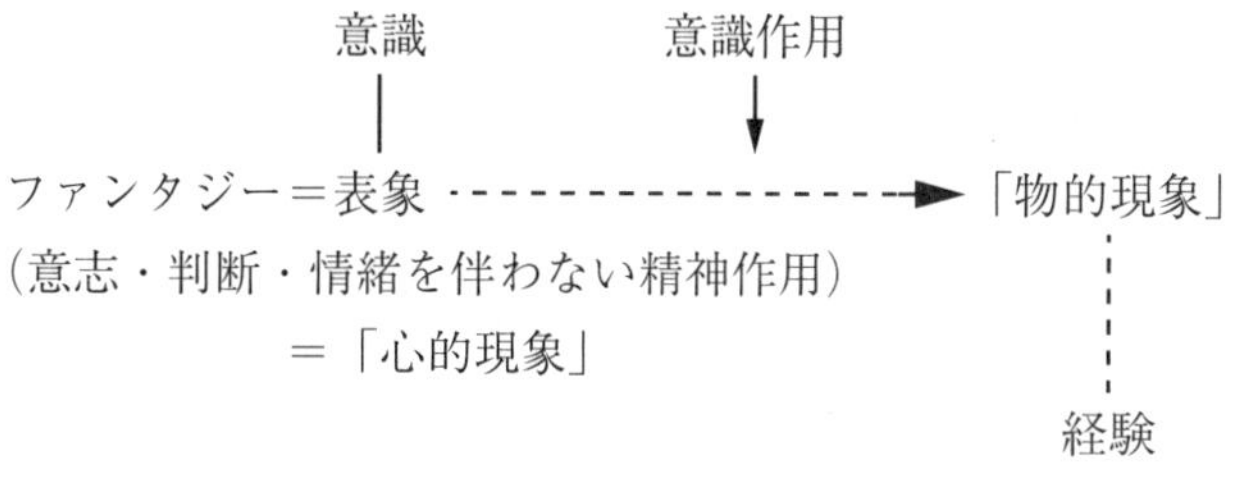

図10.　ファンタジー表象の概念

ーについて述べてきたので、しばらくはイメージについて考えてみることにする。イメージについては、所々で述べているのでしつこくなるのが気になるのだが、像・心像・形・姿という意味を持ち、芸術療法におけるイメージとは考えや感情を具体化するものなのであろう。すなわち、イメージは意識と無意識の間を媒介し、患者・児の過去や現在そして、未来の様相を包含し、意識化させたりするのである。河合隼雄はイメージの「私」性として、あくまでも「私」の体験であり、「私」が表現しない限り知りようがないと述べている。そして、イメージの特性として、㈠自律性、㈡具象性、㈢集約性（多義性）、㈣直接性、㈤象徴性、㈥創造性の六つあげている。ファンタジーもイメージも非常に親近性があり、明確に区分はできないが、ファンタジーはイメージをも包含した創造性を含んでいるように捉えることもできる。個人療法であっても、集団療法であってもその「場」で展開される「芸術」はファンタジーとしての表象であり、それは過去の出来事を媒介とし、現在の精神作用と相まって、そこに表現されたのであって、表現されるまでの過程こそがファンタジーそのものなのであろうと考えている。

第二章

芸術カウンセリングの方法とアセスメント

第一節　芸術カウンセリングの適応

筆者の専門が小児心身医学であることはすでに述べていることからも当然ながら、治療対象は子どもと母親ということになってくる。但し、子どもは家族という環境に依存して生きているため、家族全体を治療対象とすることもある。それは家族療法的立場としては当然のことである。

まずは、子どもの場合を考えてみよう。子どもは遊びが大好きである。もっとも、遊べない子どももいるが、多くの子どもは遊びたがっているのが現状であろう。それから考えると、「芸術」的アプローチは楽しく行えるという点で勝っているし、母子・家族でも行えるというすばらしい利点がある。

症例S（十三歳女子中学生、摂食障害）

理想体重からマイナス三五％の痩せを呈していた。体操教室に通ってたが、体操教室の先生から継続することを中止させられた。初診時すでに、何故、食べれなくなったのかを洞察し、骨がみえてきてしまったので元の体に戻りたいといっては泣いた。それにも関わらず、「食べる」ことに関しては拒否し、体のどのあたりから脂肪が付きますかとか、ブヨブヨになるので食べられないと訴え、泣いている。認知の歪みがあった。そして、「宮沢リエのようになれますか」と矛盾ある言葉が口をついて聞かれた。両親は何もいわず、いったことばは「入院した方がいいと思います」のひと言であった。

Sの頭の中には認知の歪みからの葛籐があった。泣いていてどうしたらいいのか分からないという気持ちを受けて、〈三人で遊んでみませんか〉と提案した。驚いた顔の三人をみながら、台紙（B四版）とコラージュ・ボックスを机の上に置いた。合同法のやり方を説明し、三人でジャンケンをしてもらい順番を決めた。

終了後、Sは三人で何かをしたことがなかったので楽しかったといった。そのことばを受けた母親は、「いつも姉がいるので、ねえ、三人だけで何かをしたことはなかったね……」といった。

子ども、母子、家族などで行える良さが芸術療法にはある。ところで、発達障害ではどうであろうか。

症例Ａ（十四歳女子中学生、広汎性発達障害＋場面緘黙）

年齢の割には身長は高く、体重は重く、母親をはるかに上回っていたが、顔は幼くみえた。母親は細身で美人であった。面接室に入るやいなや、治療者に背を向け、黒のソフトペンで白板に絵を描き始めた。女の子の絵ばかりである。その女の子はどれもが頭の上が描かれず、いきなり髪の毛がそこから長く垂れ下がって描かれていた。〈頭が描かれていないんだ……〉というのが治療者である筆者の印象であり、知能検査を試みようと思った。

母親の悩みはＡが漫画やアニメに夢中で勉強をせず、友達と話をしないということである。そして突然にキャアーと大声で叫ぶというものであった。面接の際中、Ａは急にキャアーと叫んで回りを驚かせた。Ａは母親に無視されると、叫んで混乱し、取り乱すことが明らかにされた。まだ、子どもなんだと理解することが必要でしょうと母親に伝え、〈Ａの気持ちに合わせていけるといいですね……〉とお願いした。そこで、Ａにはコラージュを、母親には言語による面接を行っていった。Ａはもくもくと台紙に切り抜きを貼り、ハサミで切ることはなかった。子どもの殆どがコラージュを制作しながら話をするようになるが、Ａは話さなかった。それでも、自分の言いたいことや聞きたいことがことばで伝えられるようになり、通信制高校入学後は友達とも話ができるようになっていった。

では、精神疾患や心療内科などではどうであろうか。

精神科では個人療法はもとより、デイ・ケアー・グループ・集団レクリエーション・レクリエーション的絵画グループなどの名称で集団芸術療法が、気分障害、適応障害、躁鬱病、非定型精神病、精神分裂病などに対して行われている。大沢らは集団レクリエーションの中で実施したコラージュレクリエーションと絵画療法の経験から、コラージュと絵画の相違を次の様に区別している。㈠コラージュは「偶発的」「無意識的」に材料を選んで貼っていくのに対し、絵画ではあらかじめイメージを作ってから描いていく。㈡分裂病の根底にあるカオス的体験を表現し、これを締めくくるという意味からするとコラージュの方が治療的である。㈢急生期の病像を呈している者でも、十分な精神療法的関与が行われれていればコラージュも可能である（日本芸術療法学会誌、Vol. 29, No. 1, 1998, P. 16～25）。このように、治療者の安定と充分でしっかりとした関与がありさえすれば、「芸術」的アプローチは可能であり、退院へと導いていける強さが与えられるといっても過言ではないのである。しかし、精神分裂病の急性期や人格障害などはできる限りは除外した方が無難である。

心療内科では摂食障害や気管支喘息などの患者に対するグループ療法・集団療法などの名称で行われている。藤田らは過食症のグループ療法の中で、「芸術」的アプローチである集団芸術療法を行い、自己の尊重と他者への信頼感が回復していくことが大きなステップとなっていることを報告している（心身医学、Vol. 41, No. 4, 2001, P. 288～296）。また、筆者は喘息児のサマースクールで行われた集団芸術療法のコラージュ作品の中に、「すげかえ」や「裏コラージュ」などが制作されていたことを報告し、集団の場で「芸術」と向き合うことがかえって〝個の尊重〟に繋がり、それが「すげかえ」や「裏コラージュ」作品となったのではないかと述べた（心身医学、Vol. 41, No. 6, 2001, P. 419～427）。その他、音楽療法・心理劇などの報告もみられている。

作業療法としては個人を対象にフィンガーペインティング・箱庭療法・音楽療法などが報告されている。司法の領域でも描画やコラージュが導入されていることが知られている。藤掛は非行少年・少女へのコラージュ制作の実施に際し、少年・少女たちの状態（攻撃的・心情不安定など）に合わせた試みをしている。そして、そこには「代償」・「退行」・「カタルシス」などの作用がみられ、自分をみつめなおす「自己洞察」であって、「自分との対面」であると述べている（犯罪心理学研究、Vol. 32、特集号、

1994, P. 18～19)。企業などのメンタルヘルスとしてのコラージュ制作も行われている。緒方は企業研修の中に「自己能力開発」に生かす方法としてコラージュ制作を導入している。そこでは、一回のコラージュ制作にも関わらず、自己イメージを表現でき、参加者からのアドバイスで気づきや自己変容が得られるという体験プロセスが得られていると述べている（日本心理臨床学会第十八回大会、自主シンポジウム—七。コラージュ療法の様々な現場における適用、一九九九）。

教育現場としては、養護教諭による「芸術」へのアプローチには大きなものがある。最近のコラージュ制作の報告が増えていることもそれを現わしているものと思われる。鈴木は教師や生徒のコラージュ体験を報告し、コラージュは人間関係形成（〈一〉生徒同士、〈二〉生徒と教師、〈三〉教師からみた生徒理解）に役立つと述べている（日本心理臨床学会第十七回大会、自主シンポジウム—二十五。学校現場におけるコラージュ療法、一九九八）。

筆者は小児科病棟看護領域からの依頼でコラージュ制作を行った。台紙は全員（十五名）がB四版で行った。その時、台紙が左右に分裂したようなコラージュ作品に遭遇した。今の職場に対する不満が語られた。このコラージュ制作は職場異動への契機ともなり、感謝された経験を思い出す。

このようにあらゆる分野で、コラージュ制作を始めとした「芸術」を介したアプローチが行われていることが理解できる。しかし、ここで大事なことは「芸術」というアプローチに対しての患者・児（クライエント）の取り組み「方」であり、したくないと思った時の拒否する「力」であり、〝NO〟といえる「場」なのである。

第二節　芸術カウンセリングへのアプローチ

芸術カウンセリングとは先にも述べたように、言語を中心とした心理療法を基本に、「芸術」を介したアプローチをしていく心理療法のことである。その基本となる心理療法は来談者中心療法、家族療法、精神分析療法のどれでもよいのである。では、これらの基本を抑えた上で、「芸術」を介したアプローチをどのようにすればよいのかを考えてみよう。

(A) 導入の方法

患者・児（クライエント）なら誰でも、どんな症状でも、いきなり芸術カウンセリングを行おうとしても無理といえる。まずは、㈠治療者と患者・児（クライエント）

との間に充分なラポール（信頼関係）が築かれていることが必要であり、(二)診断（見立て）がついていることである。発達障害などは診断が明確にされていないのに、心理療法が必要でしょうと話したとしても母親の方は納得しないであろうし、子どもの方も落ち着かない状況となってくる。その二点を抑えた上で、始めて芸術カウンセリングが生きてくるといえる。ところで、誰が「芸術」を介したアプローチこそは緘目などを始め、喋らない患者・児（クライエント）に適した治療だと思ったのであろうか。確かに、その通りなのだが、それだけではない。例えば、何回目かの面接の後、患者・児（クライエント）の話していることが空回りしていたり、治療者と患者・児（クライエント）との面接がゲームになっていたり、患者・児（クライエント）が喋り続けて止まりそうもない時など、こういう患者・児（クライエント）は内省しにくいため面接が深まりにくい状況となるのだが、「芸術」的アプローチこそは「間」を与えてくれ、互いにオアシスを共有できる状況に導いてくれる。この「芸術」を行っている「間」の間に、退行促進的な働きと共に心理的（精神的）な統合へと導かれていくのであろうと考えられる。

さあ、それではコラージュの導入を始めてみましょう。

症例J（八歳男児小学生、気管支喘息）

方法はコラージュ・ボックス法で行った。

治療者：「ここに箱があります。この箱の中には沢山の切り抜きが入っていま す。その中から好きなものや気になったものを選んで、この画用紙に好きなように貼っていってくれる。切り抜きはハサミで切ってもいいのよ」と教示する。

患　児：「うん、いいよ。わあ、いっぱいあるね。僕、こういうの好きだよ。お絵かき教室でやったよ」と笑顔でいう。このことから受け入れられたことが分かる。

症例Y（十四歳男子中学生、肥満＋不登校）

方法はコラージュ・ボックス法で行った。

症例Jと同じ教示を行った後に、

治療者：「それではお母さんとジャンケンをして下さい。勝った方から先に切り抜きを選んで下さい」と教示する。

患児と母親がジャンケンをし、母親が勝つ。

母　親：「ほら、いっぱいあるよ。どれにしようかな……。S、どれがいいと思う」
患　児：「うん、どれでもいいよ」
母　親：「あっ、これにしよう。次は、Sだよ」
患　児：「うん……」と何の表情もないが受け入れたことがわかった。

(B)継続の方法

導入の後、
治療者：「どうでしたか」
患　児：「楽しかった」とか、「よかった」と答える。
治療者：「そう、よかった。次回からこれをやって行きませんか」と提案する。
患　児：「はい」とか、「うん」という。

以後、継続が行われていくが、毎回、同じ「芸術（コラージュの継続、描画の継続など）」が行われることが慢性化し飽きを生じさせてしまうことがある。それは、「えっ、またですか」とか、「今日はいいですよ」ということばから理解できる。そこで、患者・児（クライエント）の話の内容や状況などから考え、十回ないしは、その状況に合わせた「芸術」との対話を行わせるやり方を用いている。「芸術」を行なったら、絶体に継続していかなくてはいけない、と脅迫的に思うことがかえって危険を生じさせる。筆者は人格障害の女子高校生の非行の激しさを語るエネルギーについていけず、コラージュ制作を提案したが、患児からコラージュ制作を拒否された。視覚刺激から触発される恐怖を感じたからであろう。

(c) 作品の保存方法

箱庭療法の場合、面接の終了後には写真を取っておきさえすれば箱庭作品が保存され、箱庭そのものは一回限りで砂に戻される。ダンス療法の場合も、ビデオや写真に撮りさえすれば保存は可能である。しかし、描画やコラージュの場合は、作品が残るという状況に遭遇する。作品が残される・残ってしまうということは、治療終結後に患者・児（クライエント）がもう一度、自分の作品をみたいと望めば、いつでもみることができ、アセスメントとして使用しやすいという利点もある。

症例T（十四歳男子中学生、消化性潰瘍）

治療終結後、母子で来院した。

母　親：「子どもはよくなりました。先生のおかげです。私は途中から一緒に面接を受けなかったので，途中までしかいつも作っていたものをみていないのですけれど，それはみせていただけるのでしょうか」

治療者：「本人が了解していればいいと思いますが……」

患　児：「いいよ」

治療者：「そうか，じゃあ，お母さんと一緒にみようか」

患　児：「うん」と嬉しそうな笑顔で母親の方をみる。

このような時，その作品をみせることで，「この時にはね，～だった」とT，「ああ，そうなんだ」と母親，母子の会話が親しげに交わされ，コラージュ作品の新たな発見に繋がることにも出会うのである。

それにしても，残された作品の保管はどうすればいいのであろうか。確かに，写真に撮ってもよいのであるが，切り抜きの細かい部分や重ね貼りの状況などは写真ではわかりにくいことがある。筆者は，最初，患児（時には母親のも）ごとにクリーニングのビニール袋に保管していたが，現在では美術用の保存ケースに保管している。

第三節　芸術カウンセリングの応用

作品が制作されると、治療者はその作品から何を感じ、何を読み取ったか判定が開始される。そして、治療者は、母親と共に患者・児（クライエント）が制作した作品を対象に、互いの作品間における相互作用からの見立ての作業が行なわれる。しばらくはこれらのことを中心に触れていくことにする。

㈠作品の見立て（診断）とその解釈

作品を見立てるとは、その作品から病態を診断することであり、どのように作品を読み解ったのかに通じる。すなわち、作品から何を受け取められたかなのであり、コラージュでいえば作品全体からのイメージであり、切り抜きからのイメージ、文字からのメッセージなどが参考となる〈図11〉参照。

作品を見立てるには何といっても感性が必要である。感性とはその作品をみてこころが動くことであって、今まで培ってきた常識的センスが基礎となる。ある日、学生が患者が制作した一枚のコラージュ作品を持参し、「先生、みて下さい」という。患者さんの診断、現在までの状態、制作状況など一通りの話を聞いた上で、提示されたコラージュ作品についての筆者なりの見立てをすると、「この切り抜きは何を意味しているのですか」といきなり聞かれたり、「〜って、この切り抜きからですか」と聞かれる。何故、そんなふうに作品を読み解こうとするのかと思う。確かに、切り抜きからのイメージも大事な要素ではあるが、作品全体よりも、切り抜きだけで作品を読み解こうとするのは如何がものであろうか。〈あなたはこの作品から何を感じたの、感じるの〉と筆者は学生などに伝えている。作品を前に、自分の内なるこころの動きに素直に従えばよいのであるし、制作した患者さんの内なるこころと対話をすることでみえてくると思うからである。だから、一枚のコラージュ作品にしても読む人によって感じ方が異なるの

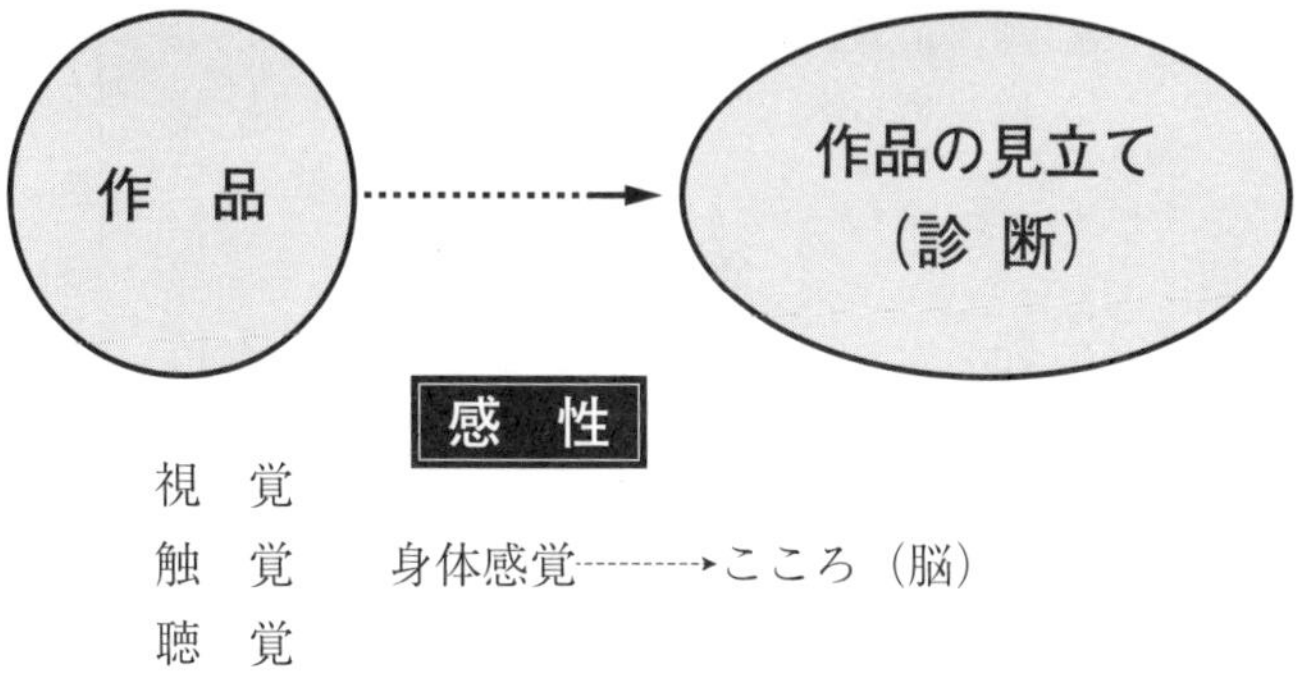

図11. 作品の見立て（診断）とその要因

は当然であろう。読み手側の今までの人生（培ってきた）がそこに凝集され、読み手側のことばとなって現われるからである。

例えば、〃参考となるもの〃として、以下に示してみる。

㈠箱庭作品の見方〈図12〉参照。

㈡夢分析

中井は夢もコラージュも組み合わせと展開が予想外である。そして、両者共にまとめようとする力と散らばろうとする力とが、日常覚醒時とは違った平衡点あるいは、準平衡の範囲内において、交互にあるいは、同時的に働く場である。夢もコラージュの過程も時間的過程である。相異点をあげると、コラージュは周囲の枠が不動であり、夢

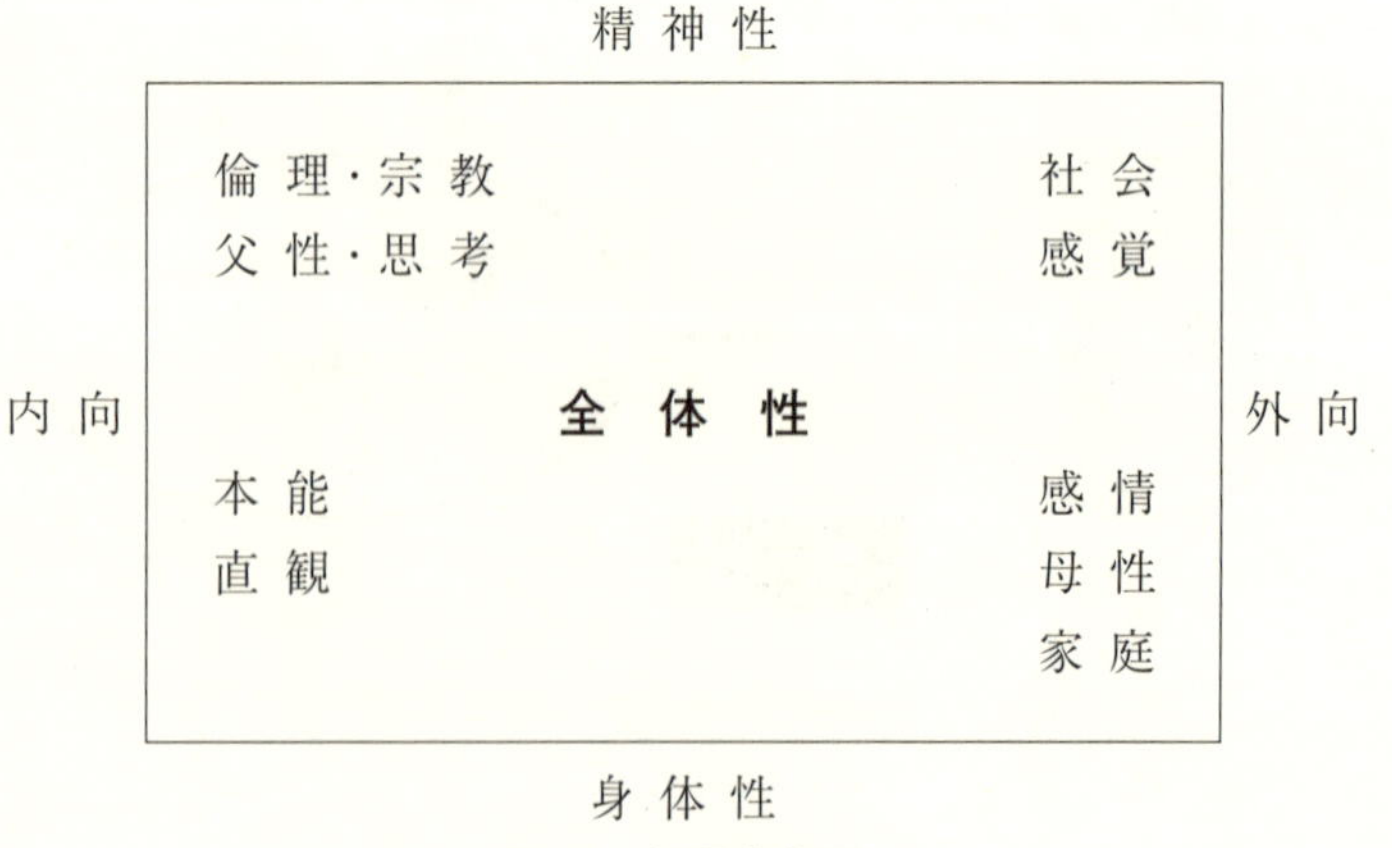

図12. 空間表象図

はほとんど必発といってよい唐突な場面変換がないことである。中井はコラージュは夢に大変似ていると述べている。夢とコラージュを照合してみる場合もある。

症例L（十四歳男子中学生、先天性弱視＋微熱＋頭痛）

微熱と頭痛を主訴に受診し、精査入院となった。入院後、微熱は作為的行為であることがわかった。同時に、Lは黒板の字がみえないことがわかった。実はLの母親は男の子が産まれたら、先天性弱視であると医者から宣告されていたにも関わらず、出産していた。Lは母親を何度も責めていた。頭痛は視力だけによるものとは思えず、微熱とも相まって、その背景には不登校が隠れていた。Lは夢をよくみるといっては夢を語り、コラージュも制作した。ところで、Lは面接でみせる治療者への甘えは、家族に甘えられないでいる寂しさと苦しさをみせられているようでもあった。Lが、「ここではいいんだけれども、家に帰るとこの気分は消えてしまう」といったことから、〃家にいる自分（〈作品7〉参照）〃と〃ここにいる自分（〈作品8〉参照）〃とでコラージュを制作することを提案した。すなわち、課題コラージュである。前者は野茂とイチローの切り抜きに挟まれたように、中心部にアレルギー状態を表した切り抜きを貼って

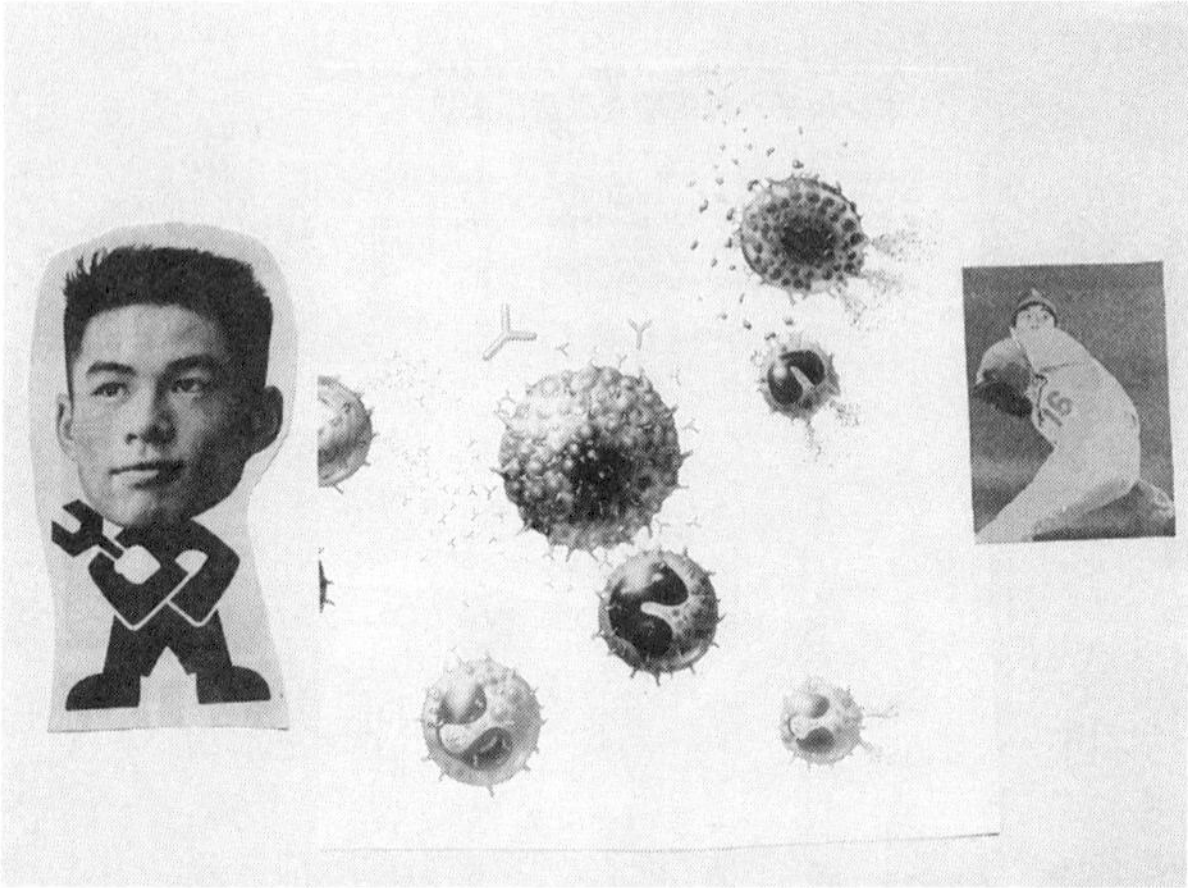

作品 7

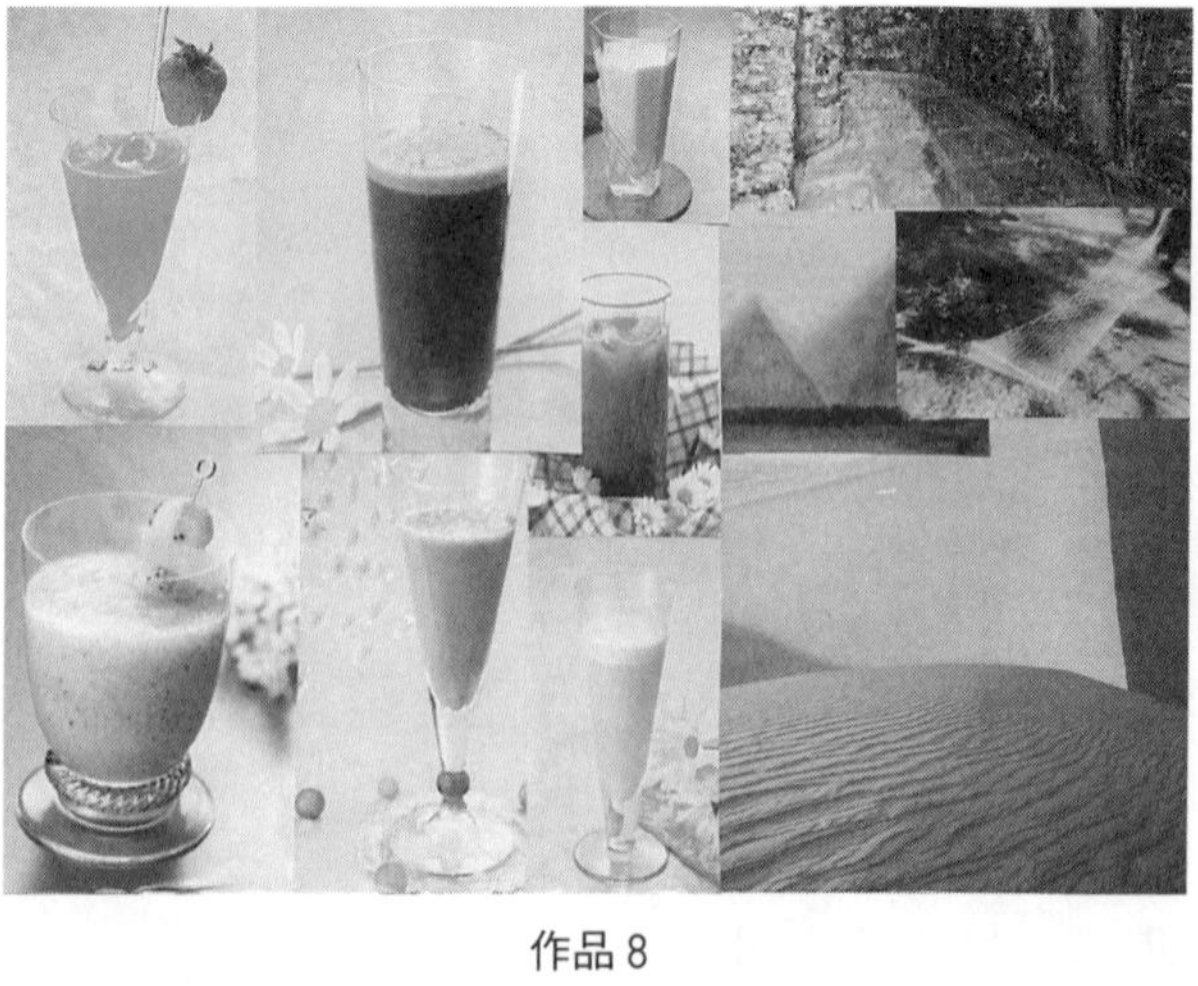

作品 8

いた。Ｌのこころの大部分はモヤモヤ・イライラな気分でいることが理解できる。また、後者は左半分にはいろいろなジュースの切り抜きが貼られ、潤いを感じているが、それとは対照的に右半分では未だ混沌とした不安に揺れながら、幼い頃の懐かしさを取り戻しているかのようなこころの揺れを感じた。すなわち、面接室では甘えがだせていることが分る。

㈢テーマ

コラージュ制作後にテーマを聞く。そのテーマが今の自分の気分や気持ちなどを伝えていることがあるし、未来へのメッセージであることもある。中には、文字の切り抜きを貼り、それがテーマであることもある。そういう意味では文字の切り抜きは重要なメッセージとなっている（〈作品5、29、30〉参照）。

㈣系列的理解

杉浦はコラージュ作品を継続的に制作し、その流れをみることで、コラージュ作品の変化と関連性から、患者・児（クライエント）の心理的変化が得られると述べている。このように継続的にコラージュ作品をみていくことが系列的な見方ないしは、理解だといえる。

例えば、初回に、制作されたコラージュ作品の中で、台紙のある部分が気になったとしよう。そのような場合、次回以降のコラージュ作品でも、その気になった部分を主として経過をみていくことで患者・児（クライエント）の内的理解が得られることもある。

症例W（十三歳女子中学生、朝起きが悪い＋頭痛）

晩婚でようやっと生まれた女の子。大事に育てたと両親。中学入学間近に、父親が東京転勤となった。中学入学後から上記の主訴を訴え、登校が困難となった。気がついたら、病院と教育相談所通いが日課となっていた。Wの症状が少しも軽快しないことから、母親が教育相談所の母親担当者に懇願し、筆者に依頼があった（〈作品9・10〉参照）。

(五)象徴的理解

象徴はシンボルともいわれる。河合はイメージの特性の一つに象徴性をあげている。象徴についての定義は学者によって異なる。表現されたものにしても人によ

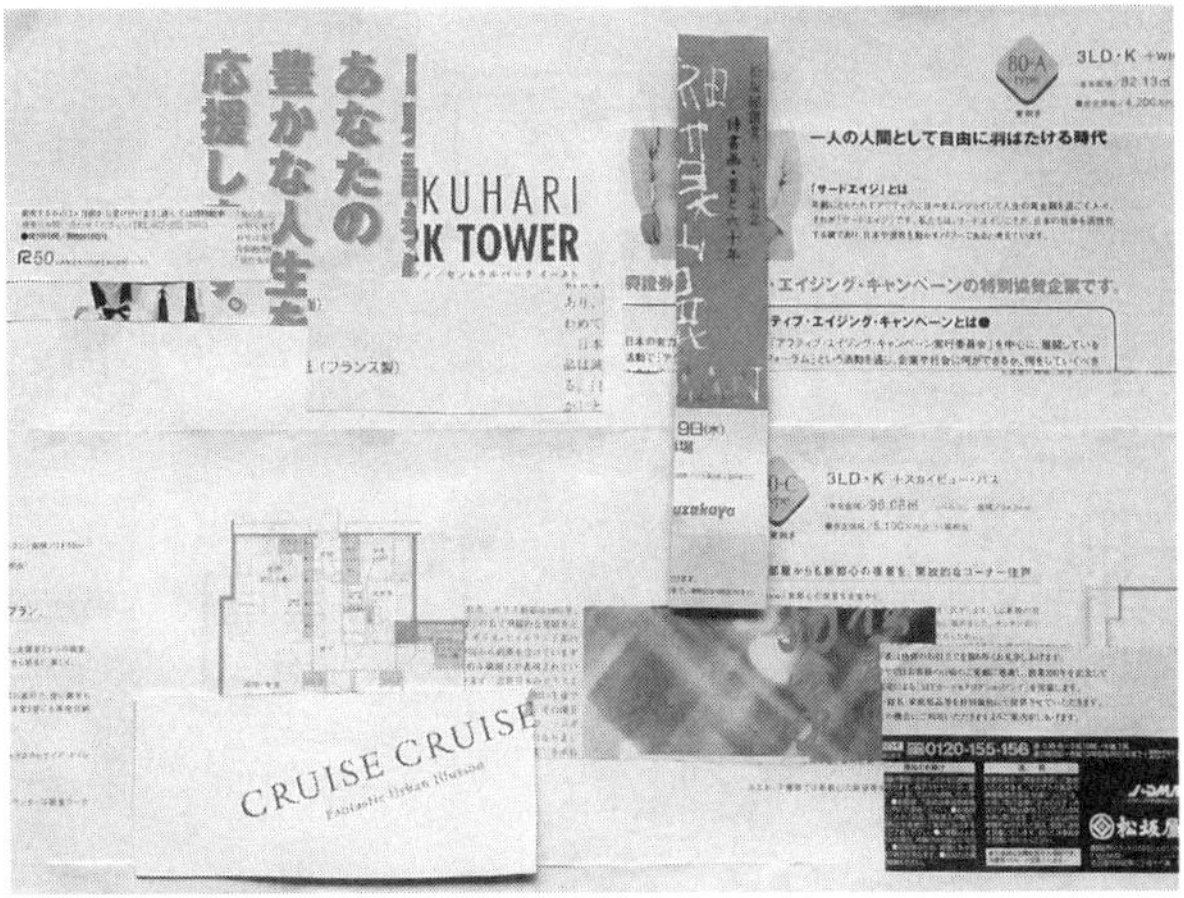
あなたの
KUHARI
K TOWER
一人の人間として自由に羽ばたける時代
3LD・K
CRUISE CRUISE
0120-155-156

作品 9

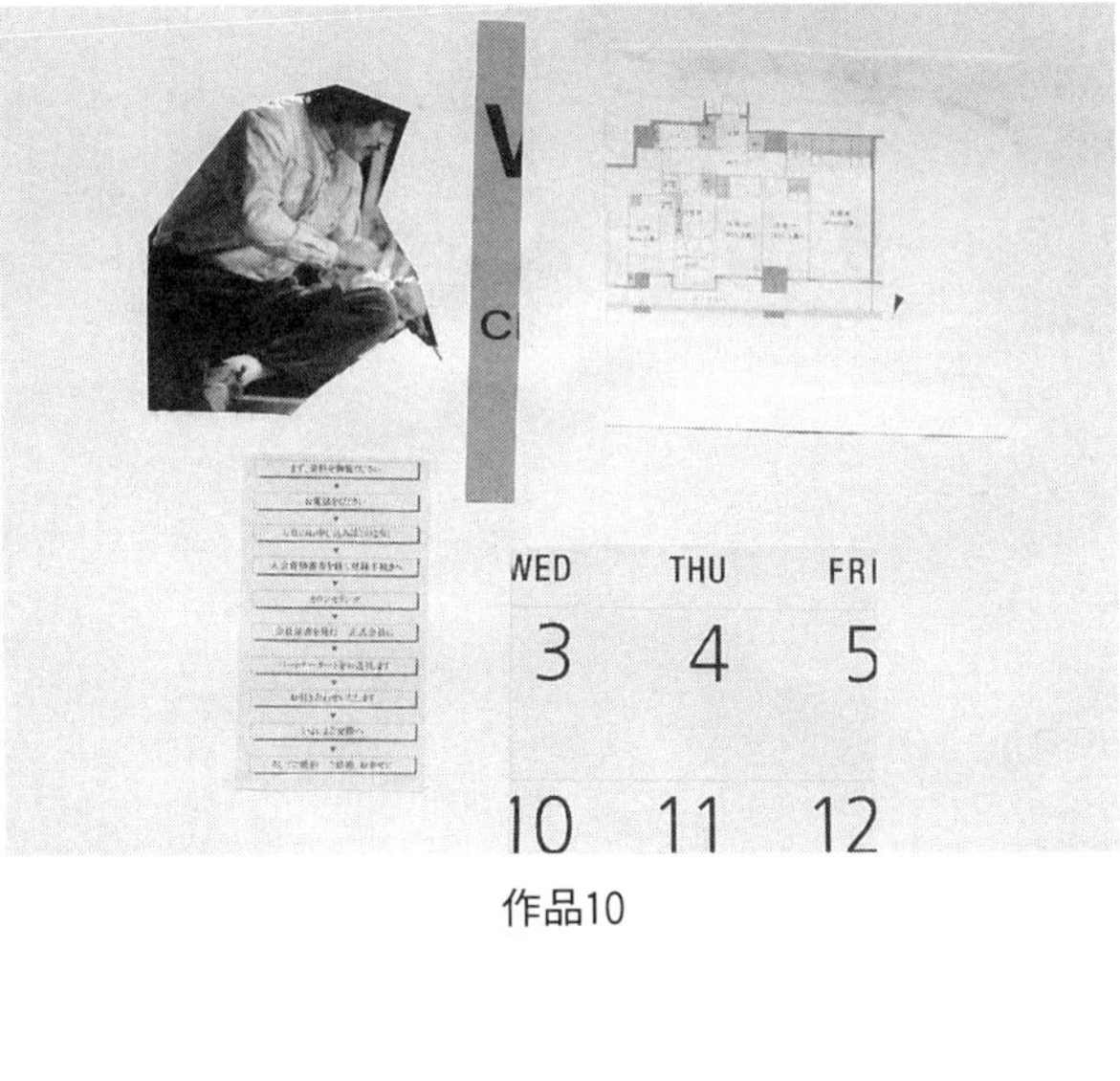
WED THU FRI
3 4 5
10 11 12

作品10

ってはシンボルであったり、人によっては記号であったり、人によっては全く無意味なものであったりする。意識的には明確に把握し得ない「何か」を表現するもっとも適切で、それ以外にないものという非常に高い意味を持っていると述べている。イメージはというと、ある程度の象徴性を持っているが、その中で特に象徴性の高いものがシンボルだといえるが、さらに、ユング（W. Yung）によると、無意識の側面を有していることから完全には説明できないし、現在の把握を越えているものであるともいっている。そのような観点を充分にふまえ、理解した上で、私たちは制作された作品を象徴的に見ていくべきである。それでは、何が、どのように象徴的だといっているのであろうか。

学生R（二十八歳）

始めてのコラージュ制作で、四つ切りの台紙でマガジンピクチャー・コラージュ法で行った（〈作品11〉参照）。

台紙の左上部には雲のかかった連山にもみえ、海のうねりにもみえる切り抜きが貼られ、その上にはマニキュアの瓶が倒れ、その瓶からはマニキュアが流れ出ている切り抜きを丁寧に切って貼っていた。筆者は今、ここでの体験を通し塗り替えたい、変わりたい自分を感じたのであって、その傍には毅然として立っている女性がそのことを物語っているようにも思われた。

このように、マニキュアの瓶からマニキュアが流れ出るのをみて、塗り替えをイメージし、変わりたい自分を感じた……。

(Ⅱ)心理検査(テスト)との組み合わせ

テストの語源は金属を精錬し、分析するためのルツボを意味するラテン語から由来する。すなわち、あるものの性状を一定の条件下に探査し、

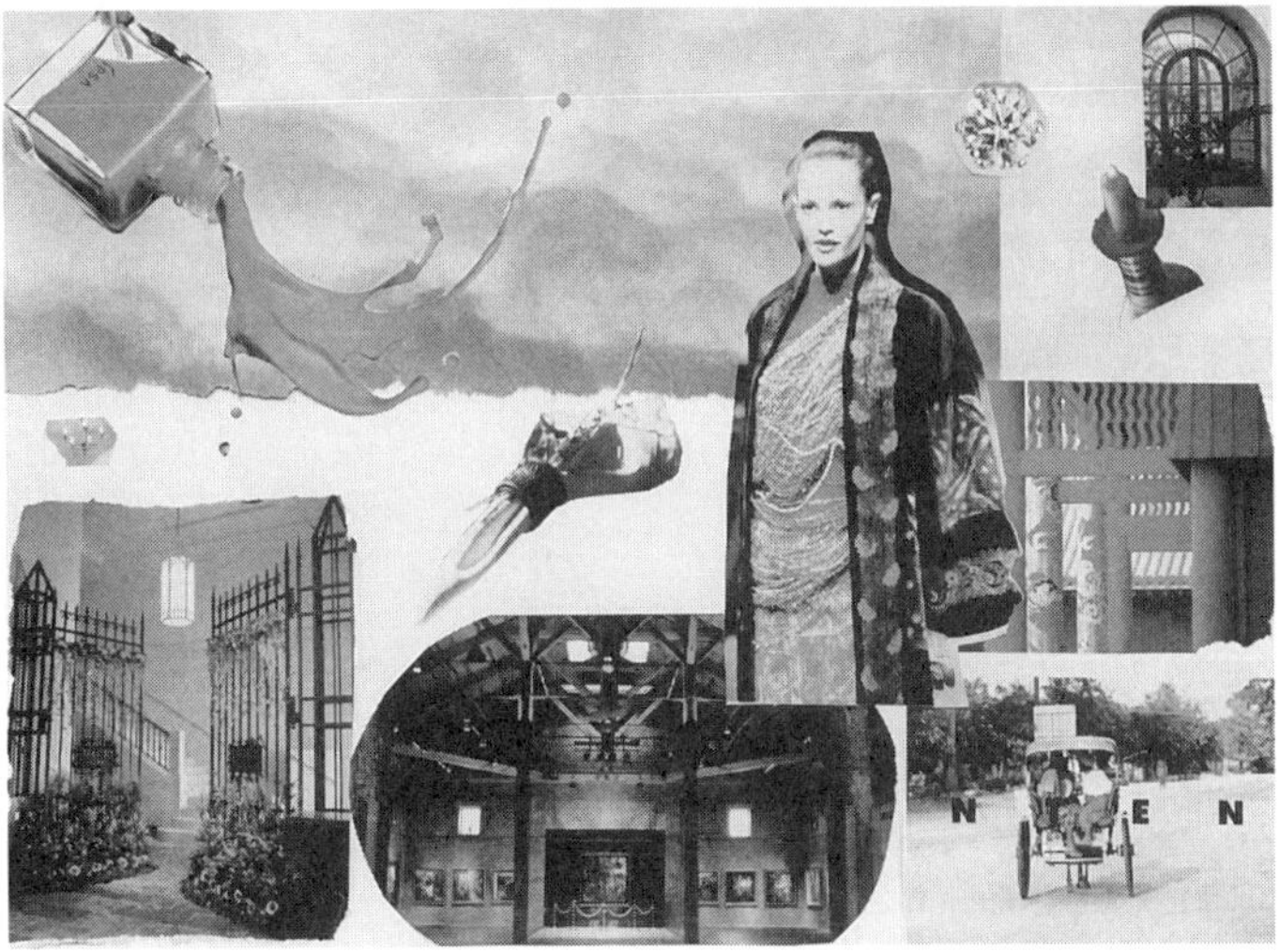

作品11

これを一定の基準に照合して判定評価するものをテストと呼び、心理検査というと知能や性格などの特性テストや心的能力を総称したものをいう。すなわち、それは知能検査と性格（人格）検査に分類でき、後者としては質問紙法と投影法の二つがあげられる。

(A)心理検査の種類

知能検査においては他の専門書にゆずり、芸術療法と関係の深い性格（人格）検査について述べることとする。

(一)質問紙法

あらかじめ質問を設定しておき、被験者がその内容に適合するか否かを判定し解答する方法である。あらかじめ決められた算定方法に従って、判断する場合が一般的である。多くの質問紙は妥当性・信頼性のチェックを行った上で標準化され、販売されている。

ＴＥＧ（エゴグラム）、小児エゴグラム、日本版ＰＯＭＳ、Ｙ—Ｇ性格検査（矢田部—ギルフォード性格テスト）、ＣＭＩ（Cornell medical Index）、ＳＤＳ（Self-rating Depression Scale)、ＳＴＡＩ(State-Trate Anxiety Inventory) などがあげられる。

(ニ) 投影法

投影法にはロールシャッハ・テストを始め、Ｐ‐Ｆスタディ(絵画求不満テスト)、バウム・テスト、ＨＴＰ(House-Tree-Person)、ＳＣＴ(文章完成法) などがあげられる。

どれもが視覚刺激や描画を利用している。このように、投影法の心理テストには描画ないしは、芸術療法を利用したものが含まれており、場合によっては心理テストと同時に「芸術」としての役割の二つの面を合わせ持っているといえる。その意味では治療者と患者・児(クライエント)間に心理テスト＝「芸術」が介在していると言えよう。

(B) 心理検査の機能

心理検査を用いて、人間の特性や能力を測定するというためには、以下のことを忘れてはならない。

㈠人間の本来の特性や能力は、その人の行動や作業を通じて表われるものである。

㈡ある人の特性や能力に関しては、個人間の比較をすれば優劣の差がみられる［個人間差異（inter-individual difference）］。

㈢多くの特性や能力に関しては、同一個人内に優劣の差異がみられる［個人内差異（intra-individual difference）］。

㈣㈡ならびに、㈢は相対的安定性がある。


心理検査は個人差を明らかにすることを目指し、考えられたが、予見や診断という二つの機能を果たす役割を持つと同時に、どちらに重点をおくかによって、テストの区別が生ずる。

例えば、YさんとGさんの二人があるテストを受けたとする。それにより、YさんとGさんの二人のテストによる相異が明らかにされたが、これだけでは何の面白みもない。このテストの結果を通じ、YさんとGさんの将来の活動の予測というか見通しが得られればテストの意義が高くなってくる。このように予見的機能とは、個人間差異あるいは、個人と基準間との差異に主眼をおく場合をいう。これに対し、予見的機能ばかりでなく、診断的機能（例えば、ＶＩＱとＰＩＱの差異や内容など）までをも明らかにすることは個人指導においての大きな意味を持ってくると考えられる。このように診断的機能とは、個人間の諸特性間の差異に重点をおく場合をいう。

私たちがテストを利用する場合、各々のテストにおける限界をも知っておくことは重要なのは勿論だが、テストは万能ではないことも理解しておく必要がある。

(C) コラージュ制作、コラージュ表現を心理テストから理解する

(一) コラージュ制作が精神・身体面に与える影響とJ―POMSからの検討

対象：T大学心理教育学科女子二年生

年齢：平均十九～二十歳

心理テスト：日本版POMS

Mcnair の考案した心理テストで、主観的側面の評価とされてしまいがちな気分や感情といった状態を知ることで、人間の精神面の健康と疾病の程度を明らかにすることを目的にした。その評価は、「緊張―不安」、「抑うつ―落ち込み」、「怒り―敵意」、「活気」、「混乱」、「疲労」の六感情評価尺度から成っている。

コラージュ制作前後にＪ－ＰＯＭＳを施行し、コラージュ制作が精神・身体に与える影響を試みた（〈表5〉参照）。

結果と考察：コラージュを制作することで、Ｊ－ＰＯＭＳの中でも「抑うつ—落ち込み」「怒り—敵意」「混乱」などの三尺度に有意差が認められていた。すなわち、明るい気持ちとなり、他罰的な怒りが消失し、自己の統合へと導かれていけるように思われた。また、六感情評価尺度の各因子の改善者をみたところ、「活気」が二十名（五一・三％）と最も改善しにくく、次いで「不安」の二十三名（五八・九％）であった。なかなか、活き活きとはせず、不安の改善も思わしくないことが分かる（〈表6〉参照）。

㈡コラージュ制作が精神・身体面に与える影響をＪ－ＰＯＭＳとＴＥＧからの検討

対象：Ｋ学園短期大学児童福祉学科女子一年生

平均年齢：十八歳

心理テスト：(a)日本版ＰＯＭＳ

(b)ＴＥＧ（エゴグラム）

表5．コラージュ制作前後におけるJ-POMSの6感情評価尺度の平均得点

6感情評価尺度の因子	平均得点（前）	平均得点（後）	P値
T-A	13.5641±5.71	12.94872±6.07	0.3023
D*	15.20513±8.80	12.61538±8.77	0.0047
A-H*	12.28205±8.25	9.871795±9.04	0.0081
V	12.71795±6.35	13.53846±7.01	0.4240
F	13.46154±6.99	12.15385±6.79	0.1908
C***	12.07692±4.77	10.5641±3.91	0.0287

*P＜0.01、***P＜0.05　　(N＝39)

表6．J-POMSにおける6感情評価尺度別の改善者の割合

6感情評価尺度の因子	改善した人数
T-A	25名（64.1%）
D	29名（74.4%）
A-H	24名（61.5%）
V	20名（51.3%）
F	23名（58.9%）
C	28名（71.8%）

Dussayの考案した心理テストで各自の中にある自我状態に注がれる心的エネルギーの量を目にみえる形で表そうとしたもので、人間の自我の働きを五つの観点から捉えている。すなわち、CP (critical parent) NP (nurturing parent)、A (adult)、FC (free child)、AC (adapted child) である。

表7は、コラージュ制作前後におけるJ-POMSの平均得点による比較である。コラージュの制作は、六感情評価尺度の全てに有意差が認められていたことから、「緊

表7．コラージュ制作前後におけるJ-POMSの6感情評価尺度の平均得点

6感情評価尺度の因子	平均得点（前）	平均得点（後）	t値
T-A*	14.17±38.19	1.17±45.51	0.009114
D*	14.91±59.08	9.35±70.50	5.16E-05
A-H*	10.33±62.5	5.15±48.13	2.9E-06
V**	11.26±32.92	13.84±54.63	0.017178
F***	11.66±37.95	9.17±40.33	0.037768
C*	12.0±13.09	9.62±21.78	0.002035

*P＜0.01、**P＜0.02、***P＜0.05　(N=45)

張・不安」、「抑うつ・落ち込み」、「怒り・敵意」、「活気」、「混乱」、「疲労」が改善する傾向があることが理解できた。そこで、Ｊ－ＰＯＭＳの六感情評価尺度の全てが改善した改善(Ⅰ)群と全く改善しないものから五感情評価尺度の改善をみた非改善(Ⅱ)群の二群に分類し、Ｊ－ＰＯＭＳとの比較を行った〈表８〉。

結果と考察：非改善(Ⅱ)群でも「怒り―敵意」は改善する傾向が認められていた。このことから、Ａ－Ｈから改善していく可能性が理解できた。また、両群とコラージュ制作前後におけるＴＥＧとの関係をみると改善(Ⅰ)群のＴＥＧではＡとＦＣに有意差がみられ、あるがままの子どもに戻れるなど退行状態へと導

表8．両群におけるコラージュ制作前後におけるJ-POMSの6感情評価尺度の平均得点

		T-A	D	A-H	V	F	C
Ⅰ群	前	16.125	17.75	13.438	7.4375	15.0	13.875
	後	7.0*	4.6875*	3.625*	16.94*	5.875*	7.3125*
	t値	7.5E-06	9E-06	7.1E-06	1E-06	0.000146	6.4E-07
Ⅱ群	前	13.138	13.3448	8.6207	13.379	9.828	10.966
	後	13.4828	11.931	6.0**	12.14	11.0	10.8966
	t値	0.75767	0.1361	0.01333	0.16	0.245774	0.927

*P＜0.01、**P＜0.02

かれ、その後に自己の統合が成されるのではないかと考えられた〈表9〉。なお、非改善(I)群のコラージュ表現には「すげかえ」や「裏コラージュ」制作などがみられていた。

(日本芸術療法学会誌、Vol. 31,No.2,2000,P. 66～78)

㈢喘息サマースクールでのコラージュ表現における「すげかえ」の意味と小児エゴグラムからの検討

対象：喘息児(小学三年生～中学三年生の男女)

平均年齢：十一歳前後

心理テスト：小児エゴグラム

Dussay は十一歳未満の小児は自我の発達が不十分であると考え、TEGを制作するにあたり対象か

表9．両群におけるコラージュ制作前後におけるTEGの平均得点

		CP	NP	A	FC	AC
I群	前	8.0	15.75	8.4375	11.9375	11.375
	後	6.5	16.1875	9.875	14.3125	8.9375
	t値	0.131341	0.48578	0.021955***	0.023165***	0.053898
II群	前	7.206897	14.89655	9.931034	13.37931	11.34483
	後	7.0	15.44828	10.13793	13.37931	10.48276
	t値	0.679002	0.154071	0.495146	0.790414	0.066452

ら除外した。

しかし、赤坂らは自我の芽生えに続く、自我の発達があると考え、子ども用のエゴグラムを制作した。その中には良好な人間関係を作り上げていくためには自分と他人との相違を通じ、自分を知ることが重要であるとする関係学的視点にもとずき、基本的構えから四分類を導き出した。

すなわち、(a)自他肯定型、(b)自己肯定他者否定型、(c)自己否定他者肯定型、(d)自他否定型の四つである。

結果と考察：自他肯定型と自己肯定他者否定型を〝I am OK group〟とし、自己否定他者肯定型と自他否定型を〝I am NOT OK group〟に分類し、「すげかえ」の制作状況をみた。

「すげかえ」制作は〝I am NOT OK group〟に多く認められていた。このことから、「すげかえ」制作は身体をも含めた自分に対する否定的なイメージで、自分を変えたい、自分が変わりたいなど模索状況が表現されているのではないかと思われた。

（心身医学、Vol. 41, No. 6, P. 419〜427）

(D)コラージュ制作と風景構成法から捉える

(一)発達障害児の場合（ベッド上での制作）

M子（十三歳女子中学生）

診断：(一)精神発達遅滞
　　　(二)気管支喘息（重度）

経過：二歳の頃から喘息発作にて入・退院を繰り返していた。九歳になって発作が頻繁となり、心理的要因も考えられることから家族療法が継続的に行われるようになった。M子は年齢よりも大柄であったが、顔は幼なく、赤ら顔の甘えを残した話し方をする子で、精神と身体がアンバランスにみえる子であった。

家族療法面接の中で、「何時頃だろう」とM子に聞いたことから、時計が読めないことがわかり、知能検査（WISC－R）を施行したところ、精神発達遅滞が判明した。驚いた両親の話から、勉強を指導してくれる父親の大声にM子がおびえ、喘息発作を生じていたことがわかった。丁度、父親の勉強の指導が始まったのは九歳の頃からであった。風景構成法とコラージュ作品は家族療法面接中に発作を起こし、入院した数日後にベッサイドで施行したものでである（〈作品12～14〉参照）。

結果：風景構成法施行に際し、M子はできないを連発し、ベッドの周囲をカーテンで囲み、絵を写してもいいのかと聞くために、カーテンから顔をだした。いいと伝えると、テレフォンカードを鞄から取り出し写し始めた。コラージュ制作では二枚を続けて制作したのに対し、風景構成法では混乱・戸惑いがみられていた。以上のことから、風景構成法は知的レベルを反映する可能性が高いのではないかと思われた。改めてコラージュ制作は投影法に近いことが理解できた。

そこで、コラージュと風景構成法それぞれの作品をみてみることにしよう（〈表10〉参照）。

A君、K君とN子は共に精神発達遅滞である。この三名の風景構成法は風景が構成されていない、構成放棄であることが分かる。K君はチック症状や面接状況などからみても、構成放棄というよりも防衛的要素が強いのではないかとも考えられるが、今後の比較研究によって明らかにされていくと思われる。

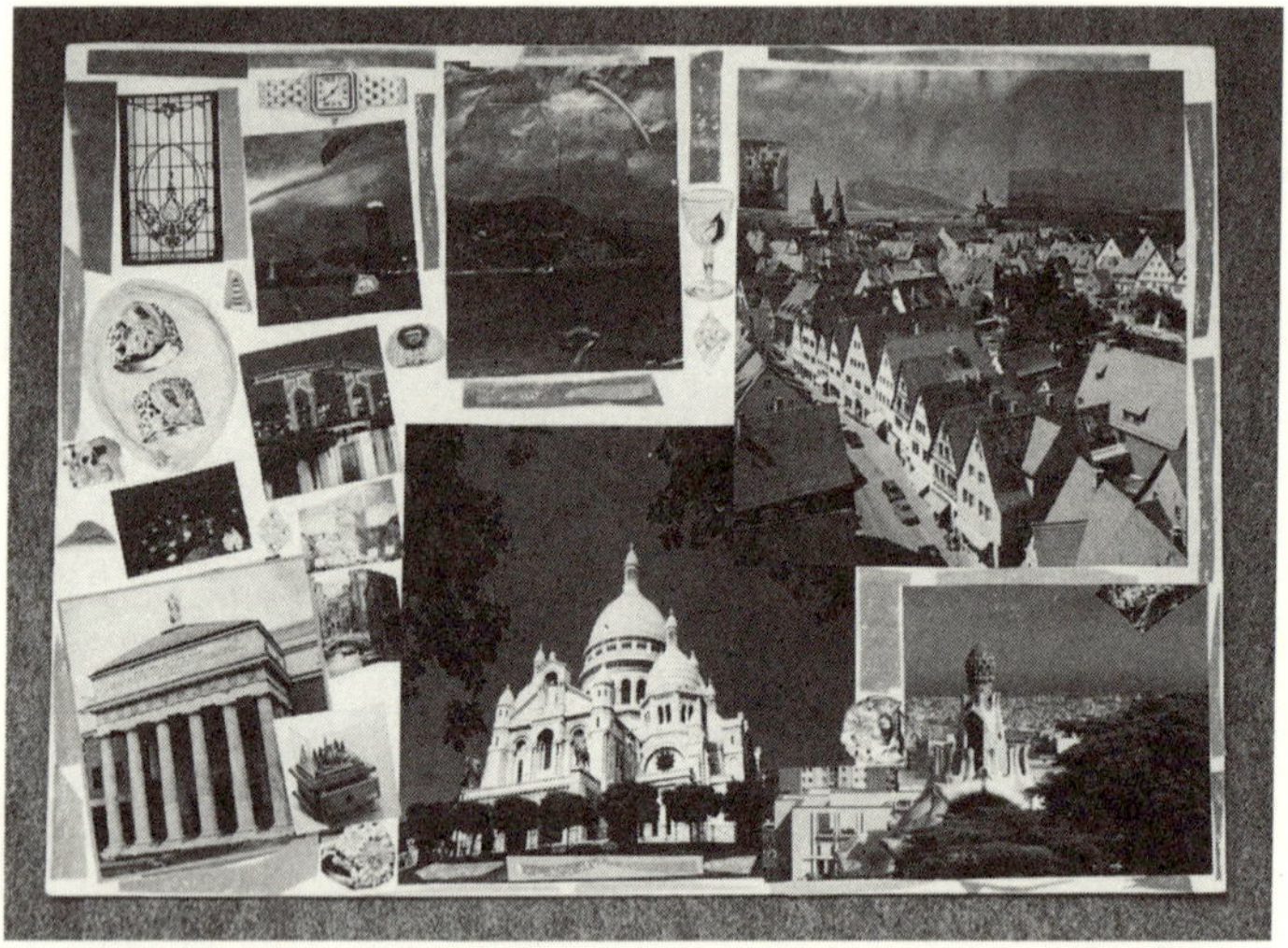

作品12（No. 1 ）

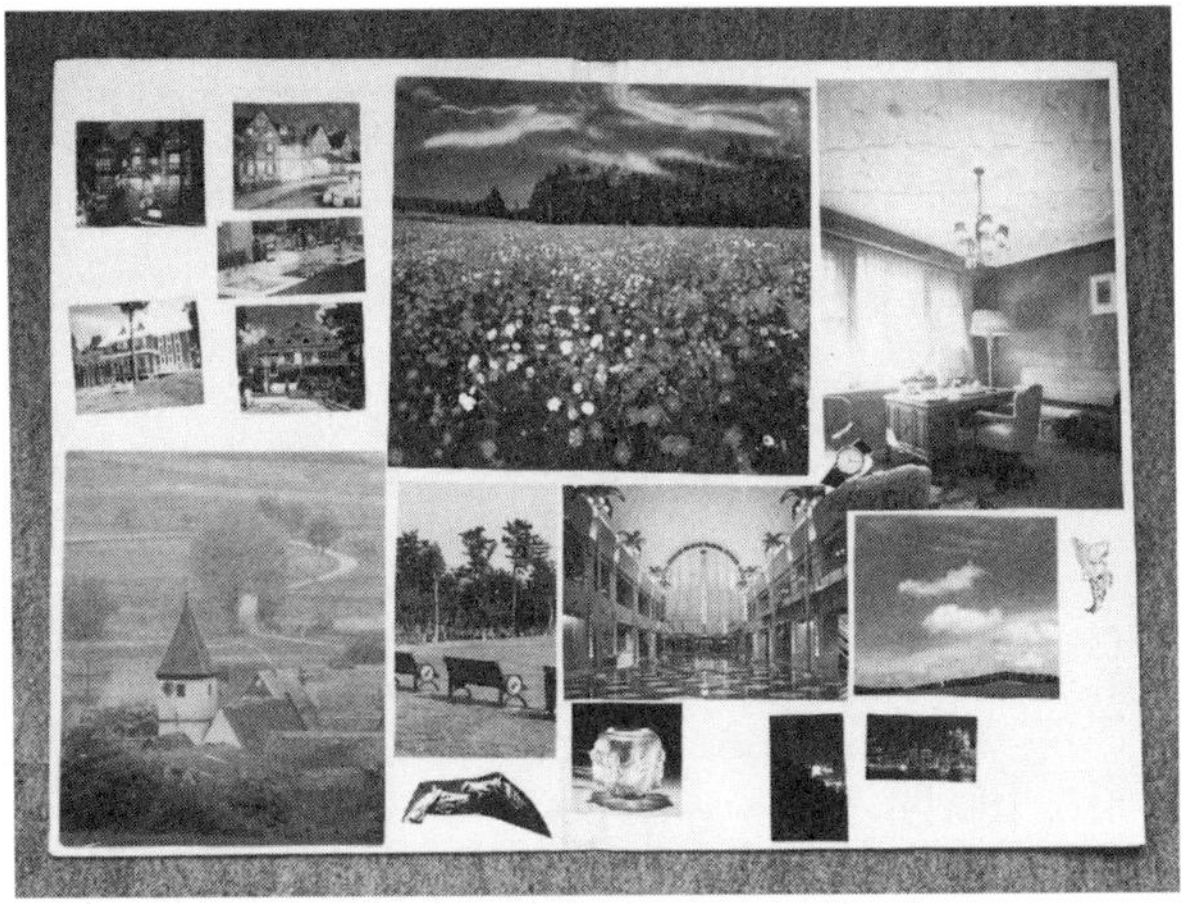

作品13（No. 2）

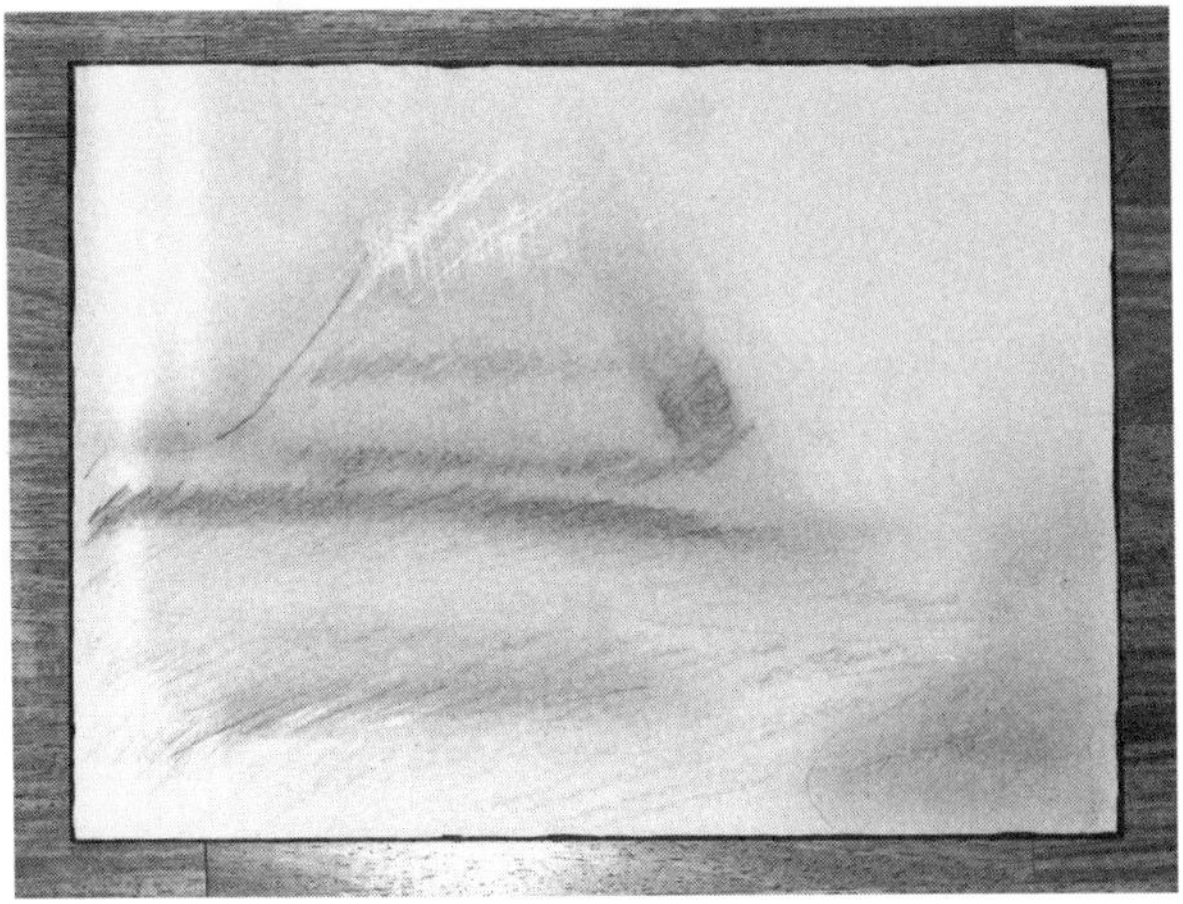

作品14

表10. コラージュ作品と風景構成法との相違

	A君（18歳男子中学3年生）診断；(1)精神発達遅滞(2)てんかん	K君（12歳男子小学6年生）診断；(1)精神発達遅滞(2)眼瞼チック	N子（14歳女子中学2年生）診断；(1)広汎性発達障害(2)不安神経症
コラージュ作品	右側の切り抜きは1枚の切り抜きを半分にし、さらに3枚に手で分断して貼った。一人で突き放される不安があり、母親と共にの願いがあるかのようである《作品15》参照。	1枚の大きな切り抜きの上に、人間や花や虹を張り付けている。山頂に自転車で上る大変さが表現されている。野球コースなら入学できるが、野球はしたくないとの葛籐は、見守る母親の祈る姿に支えられてでもいるかのようである《作品17》参照。	切り抜きが台紙からはみ出し、外的な自分と内的な自分が分裂しているようである。中心下部のひっそりと様子を伺って立っている動物、その上のベートーベンの切り抜きは人と交われずに寂しげだが、困難を克服して頑張って生きているN子自身のように思える《作品19》参照。
風景構成法	風景の構成はある程度はできているが、狭い社会の中で生きているようで、道も田も貧弱で、これから先が危ぶまれる《作品16》参照。	風景が構成されていない。石の彩色やサングラスをかけた太陽など彩色が豊かなだけに、棒人間が彩色されていず、動物に胴体がないなど自己の未完成さが伺われる《作品18》参照。	風景が構成されていない。棒人間、胴体のないウサギの表現から、自己の存在の不確かさが認められるなど、精神面の乏しさが伺われる《作品20》参照。

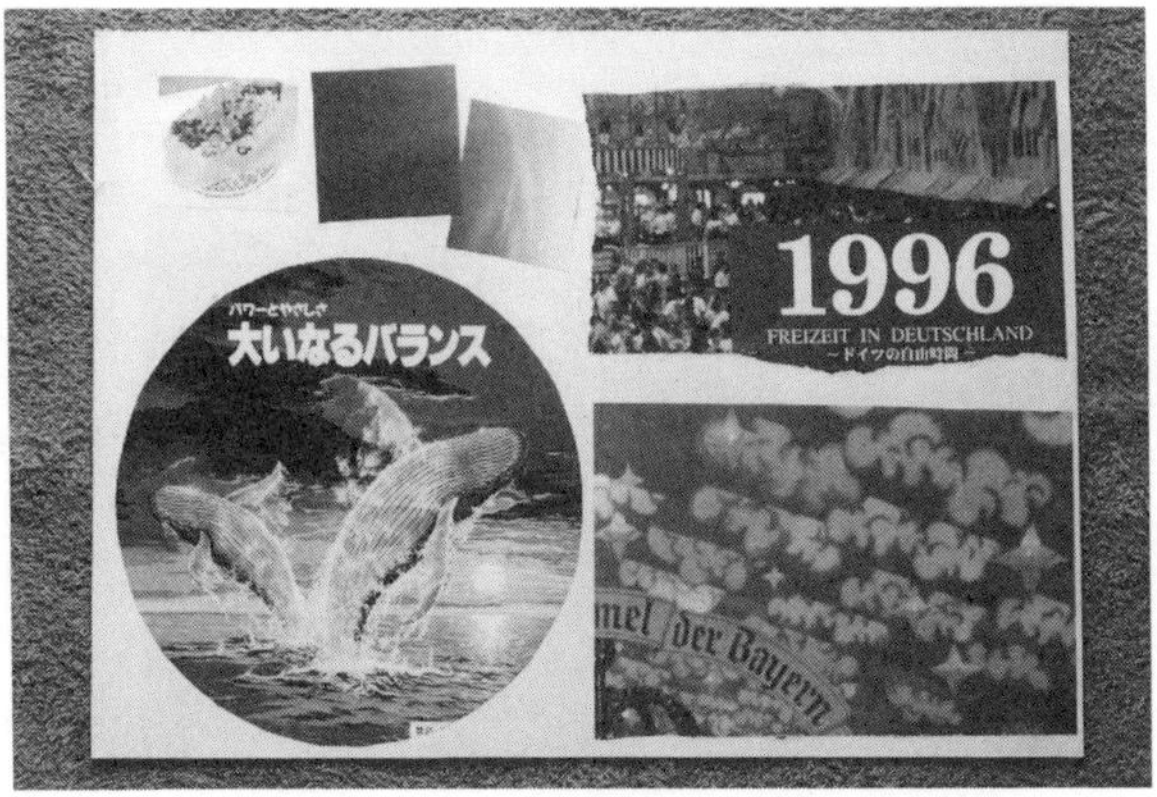
パワーとやさしさ
大いなるバランス
1996
FREIZEIT IN DEUTSCHLAND
〜ドイツの自由時間〜
der Bayern

作品15

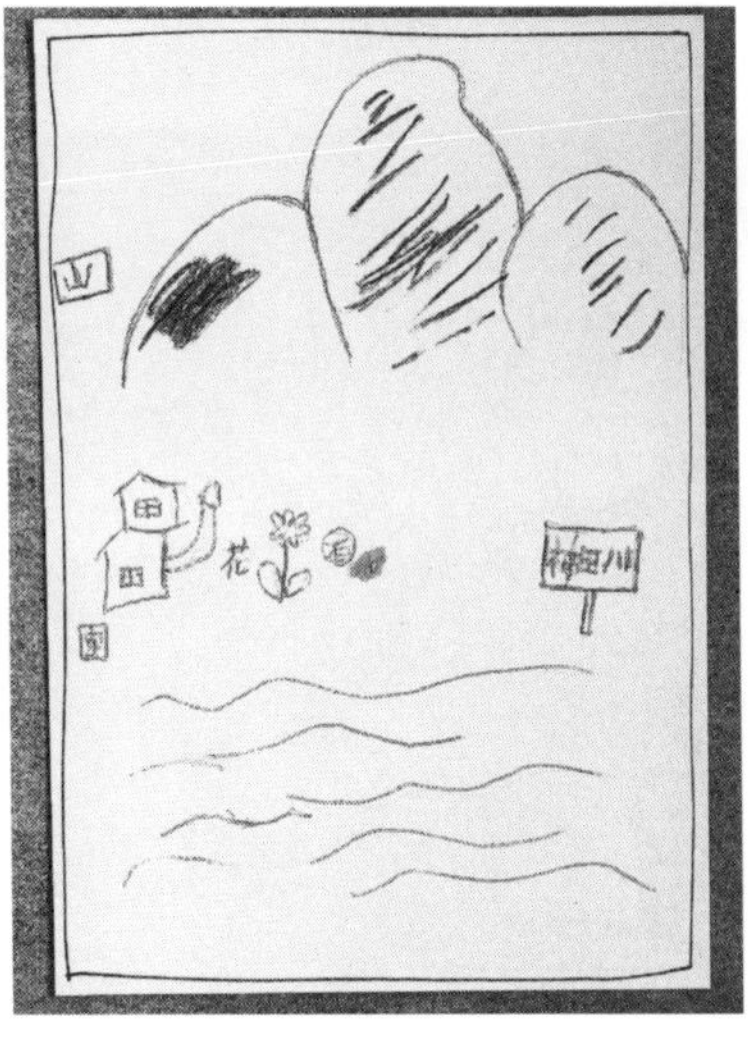
山
花
石

作品16

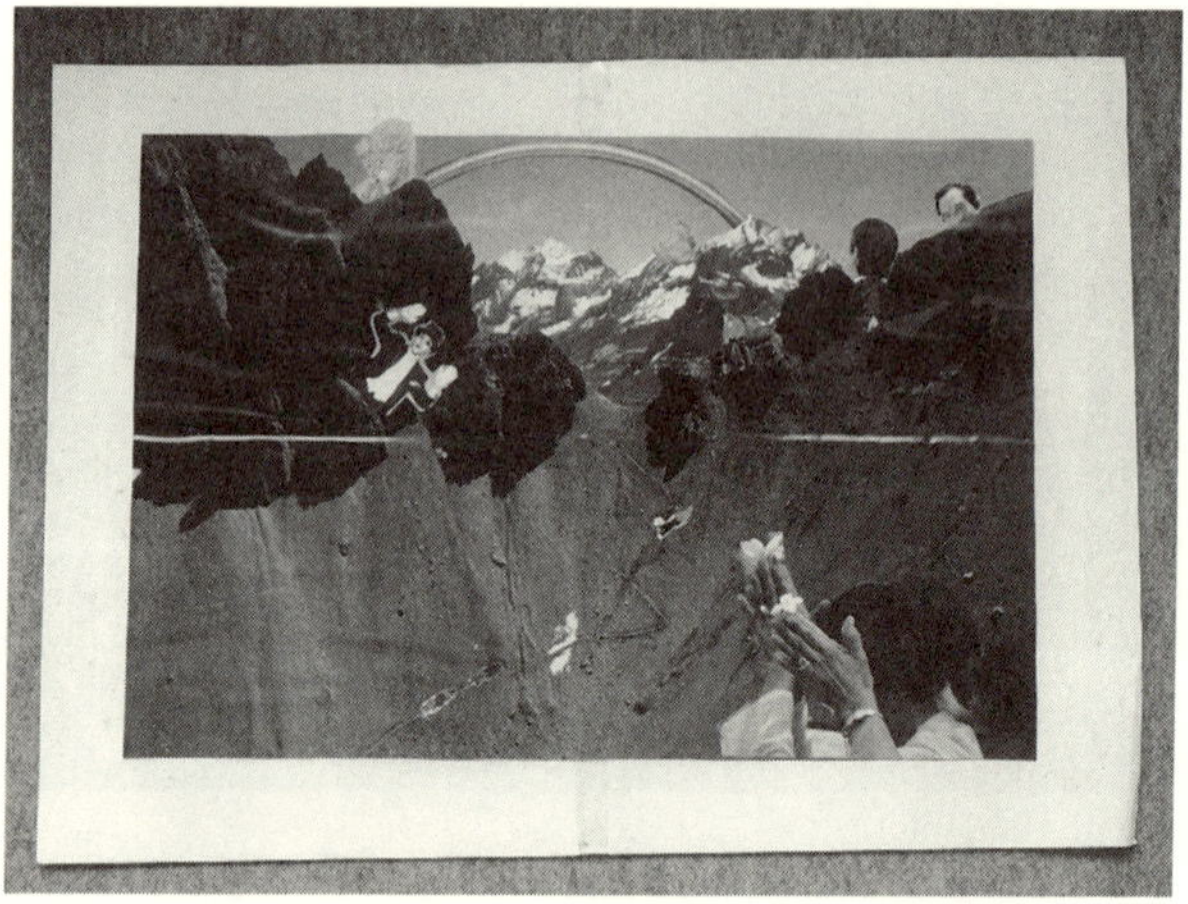

作品17

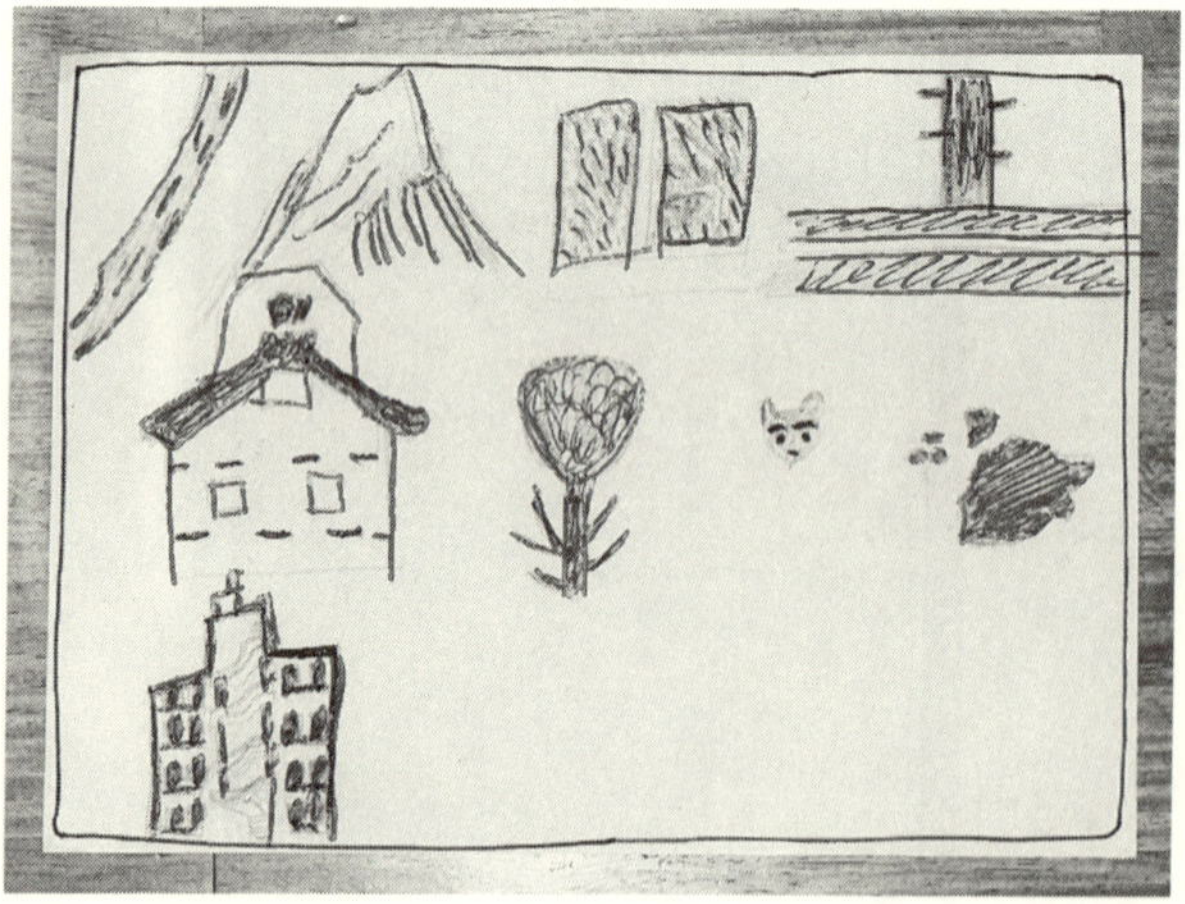

作品18

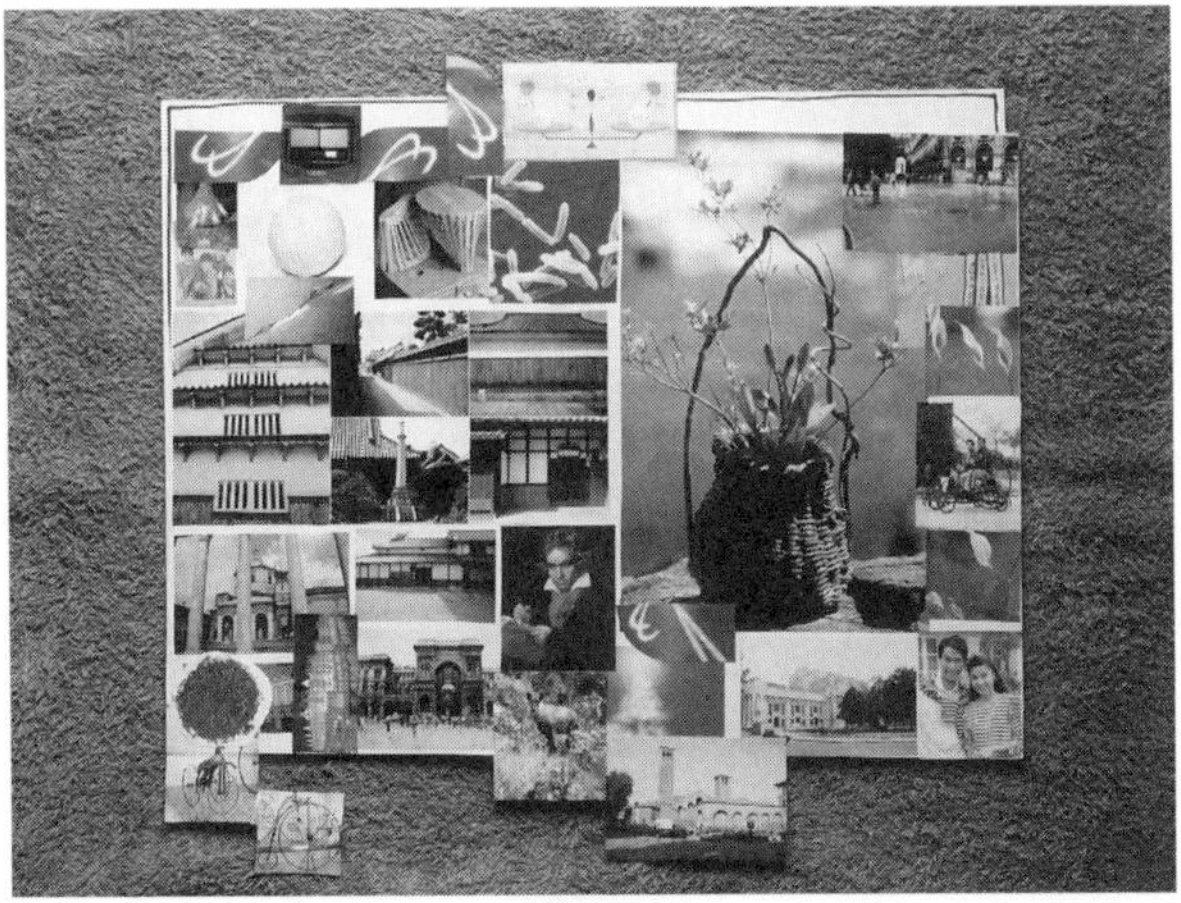

作品19

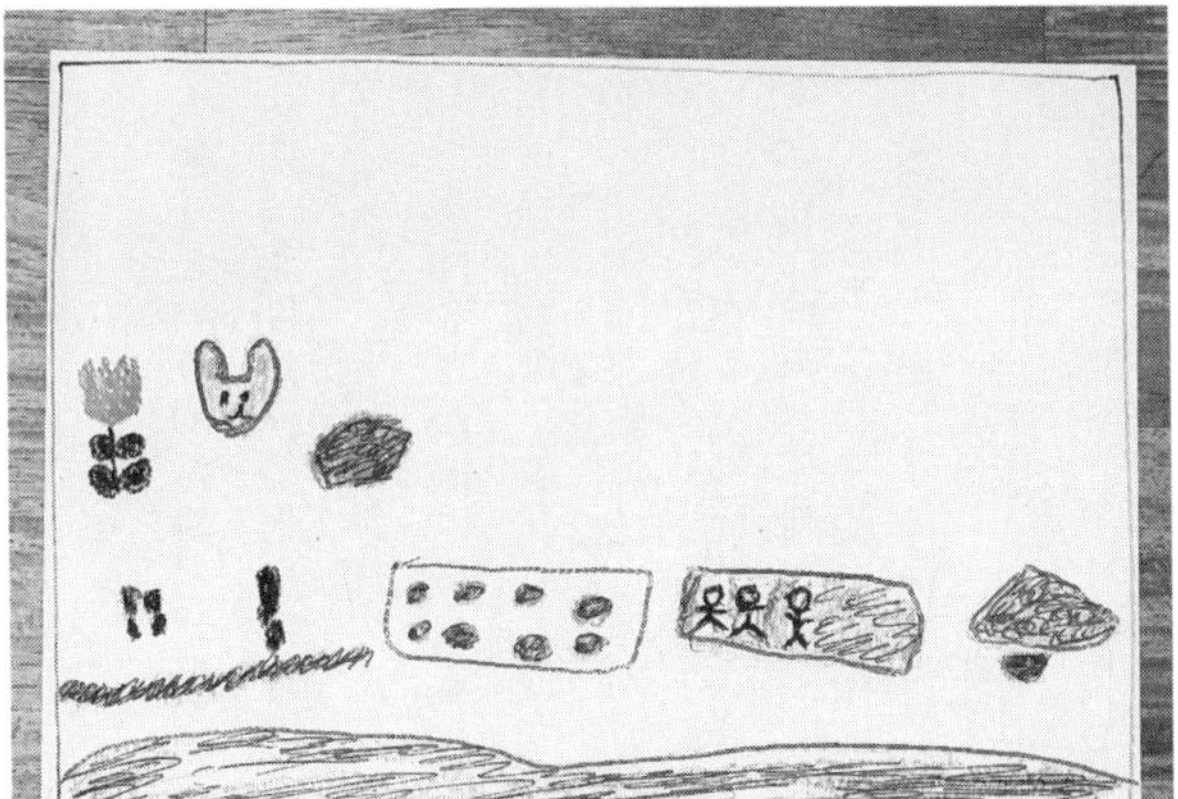

作品20

第四節　集団芸術療法

個人を対象に治療を行う心理療法の形態を個人療法というのに対し、集団を対象に治療を行う心理療法の形態を集団療法と呼んでいる。集団療法の形態には㈠言語を主体とした集団（エン・カウンターや精神分析的なもの）、㈡活動動作を主体とした集団（心理劇やダンスなど）㈢「芸術」を主体とした集団などがあげられる。ここでの集団療法は㈢の「芸術」を主体とした集団であって、「芸術」を介して行う心理療法ないしは、心理的アプローチとしての意味合いから、集団芸術療法と呼ぶ方がふさわしいように思えるので、その名称を用いた。すでに述べているが、改めて強調すれば「芸術」という総称の中にはコラージュばかりでなく、描画・絵画・粘土など芸術療法全般が含まれているのである。

㈠自己啓発としての集団芸術療法

集団を対象に治療を行う心理療法を集団療法ということは先にも述べたが、あくまでも集団の中の各個人がその治療対象なのである。各個人に焦点をあてたものであって、集団そのものを変化・変容させるものではないのである。そういう点から考えると、個人療法も集団療法も共に、個人を対象とする心理療法なのである。

すなわち、集団芸術療法は各個人の内的な変化・変容こそが集団療法の目的であって、「芸術」を媒介手段として各個人に焦点をあてた治療法ともいえる。

では、何故、集団内での個人が今よりも精神健康度が高い方向に導かれていくのであろうか。

集団内とは個人の単位が集まった総合の場のことである。

(a) 相互関係からの自己形成

AさんとBさんとの間のベクトル、BさんとCさんとの間のベクトル、各ベクトルの総和はBさんを覚醒させる力となり、エネルギーの源泉となっていくと考えられる。そのような集団内での人間関係を通じ、相互に影響を少なからず受ける場が生まれてくる。

(b) 他者への気づき～自己への気づきに

集団内では自分以外の他者との関係性を通じ、自己主張をしようとする内的変化が生じ、個性を尊ぶ欲求から、個人差が生まれてくる。そのことが、自己への目覚めを生じさせると思われる。

(c) 共有関係の必要のなさ～転移関係の希薄化

「芸術」というものを介在した三者関係は、それを介在しない二者関係よりも制作した作品を治療者と一緒に共有することで、同時に転移関係も希薄化してくるという利点がある。それ自体を取り上げるなら、集団（芸術）療法の方が安心でき、それによる治療効果が期待できる場ともなりうることを示しているし、その傾向がより顕著となって表れる。それ故に、作品上は単に気になることを並べ→それを感じ→その中の一つを取り上げてイメージをみつけたりするなどのフォーカシングの場に似ているように思える。

(二) 治療効果

筆者は集団内で行ったコラージュ制作の効果を先に述べているので参考にしていただきたい。それは、少なくとも「芸術」を媒介とした心理療法に共通した効果因子ともなるのではないかと思われるが、今後の研究にゆだねたい。

ところで、ヤーロム（I. Yalom.）は集団療法における効果因子をあげている。すなわち、(一)希望をもたらす、(二)普遍性、(三)情報の伝達、(四)愛他主義、(五)社会適応技術の発達、(六)模倣行動、(七)カタルシス、(八)初期家族経験の修正、(九)実存的因子、(十)凝集性、

(十一)対人学習の十一項目である。

先に述べた筆者の喘息サマースクールでの状況を、上記のヤーロムの項目に合わせ、五項目について少し述べてみることにする。

〈普遍性〉「喘息の発作で苦しい思いをしたのは僕だけではなかったんだ」など他者との共通の悩みを通じ、自分だけではない共感・孤独感の癒しに繋がる。

〈情報の伝達〉内服や吸入を持参することで、薬や吸入の情報が互いに伝達されるのと同時に、自分の喘息状態が客観的にみえてくる。また、「内服を自分でかってに中止したら喘息発作を起こして入院した」などの話を聞くことで、内服の重要性の認識が再確認される。

〈模倣行動〉集団内のメンバーが他のメンバーの行動を模倣（話し方や人との接し方など）することがある。それによってリーダーなどへの同一化を含め、対人関係が変化し行動の変容がもたらされてくる。

〈社会適応技術の発達〉最終日には各グループ制作による自演・自作のドラマが行われるが、誰に、どのように依頼するのか、医療班の看護婦への依存の中でのデートの誘いなど、他者への接し方を習得する場ともなりうる。

〈初期家族経験の修正〉「先生はお子さん、何人ですか。今、寂しがっているかも知れませんね」と子どもについて聞いてくることがある。働いている母親を責めるわけにもいかず、自分の感情を抑圧してきた寂しい思いが理解されてくる。他者の家族イメージから自分の家族、とりわけ母親イメージの修正を行うことで、自己にフィードバックしていける。

(三)構成要素としての役割

集団芸術療法を行うに際しては、集団の属している各個人の背景は様々であるということを知っておく必要がある。それは、両親が離婚危機に遭遇している子ども、食事の支度をしては両親を待っている寂しい思いの子ども、両親から期待されあるいは、母親に勉強を強いられているが本当の自分が未だにみえていない子ども、兄弟葛籐を内的に持っている子ども、将来は～になりたいから受験を頑張るという子ども、～が好きなのに振り向いてくれないと悲しんでいる子どもなど様々な過去を背負っている。すなわち、各個人は依存と自律・自立の危機的状況に揺らぎ、家族・社会に依存してきた集団なのである。このような各個人が集まって集団を形成した場に、単に「芸術」を一緒に共有すれば、それが集団芸術療法といえるのであろうか。そこには、治療者の存在が重要な位置を占めることになるのである。

ところで、ケース（Case. C.）らは集団芸術療法には二形態が存在するといっている。一つは「スタジオを基礎とした開かれた」集団、もう一つは「分析的」集団の二つである。前者は創作過程そのものが治療のための要素であって、自発性が重んじられているのに対し、後者は「閉じた」集団であって、言語的集団療法に近いものであると述べている。

では、集団芸術療法の場に治療者が存在することの意味は何なのであろうか。

一．「非指示的」立場をとる。

「芸術」の制作中は治療者は非指示的立場を取るべきであろう。集団内の各個人は「芸術」の創作活動に専念しているわけであり、それと面と向かい合っている（前意識↓無意識）のである。また、制作した作品に対しても非指示的であるべきであろう。賞賛、非難、批判、アドバイスなどはしてはいけないのである。

二．各個人からの話には「傾聴」の立場をとる。

「芸術」の創作活動が一段落すると、語り出す。自分の制作した作品について話す人もいるが、そういうこととは関係ない話が語られることもある。治療者に向けて語りだした場合は傾聴・受容・共感の態度が必要であろう。

三．中立的立場をとる。

特に、集団内の患者・児（クライエント）と接点のある治療者の場合には注意をすべきであろう。

第三章

芸術カウンセリングの実際

今までの芸術カウンセリングの理論的枠組みを充分に理解したところで、次に進むことにする。

ここでは、実際、臨床現場ではどのように「芸術カウンセリング」が行われているのかをいくつかの症例を通して見ていくことにしよう。

第一節　再発性消化性潰瘍の男児症例

T君（区立中学一年生男子）

診　断：㈠消化性潰瘍

　　　　㈡肥満症（三四・五％）

主　訴：二週間前より、早朝時に胃が痛くなる

発達歴：特記すべき事なし

既往歴：悪性肥満（脂肪肝）

現病歴：母親に付き添われて小児科外来を受診したT君が、ようやく開いた口から出た言葉は、クラブ活動とクラスの男子学生との友達関係で悩み、悩んでいるうちに胃が痛くなり、頭もフラフラしてきたので胃薬を飲んで

様子をみていたという事であった。傍にいた母親はイライラした様子で学校にも行けなくなってしまったといった。胃カメラの予約をする事と以後は心身症専門外来にて面接をしていく事が約束された。

家族歴：父親（会社員、四十一歳）、母親（専業主婦、三十八歳）、弟（小学五年生、十歳）、妹（一歳五ヵ月）の五人家族。なお、同敷地内に母方祖父母が住んでいる。

治療経過：

I期（心身症専門外来受診に至るまで）

第二回面接（X年六月X日）：胃カメラには異常は認められていなかった。前回受診後、胃痛は消失したので登校していた。今回の事で担任の先生が自分を理解してくれるようになった事は良かったといった。〈前回、T君がいっていた胃痛を起こすまでに悩んだ友達関係って何だったの？〉と聞くと、「自分は音楽を聴いたり、ギターを弾いたりする事が好きなのに、周囲の人たちはそうではなかった。趣味や考え方の違いについていけなかった。今では両親に悩みを相談している」といったので、〈心配しすぎだったかな？〉というと、「何とかしなくちゃ」

という返事が返ってきた。

第三回面接（X年七月X日）：コラージュ制作（自主的制作法）、風景構成法

家族三人（両親とT君）で現れた。母親から学校には行ったり、行かなかったりで、胃が痛いといってることが告げられた。そして、小学一～五年生までの間に、学校でいじめを受けた事で登校しなかった事もあったが、喧嘩したことで仲良くなれたといっていることが伝えられた。〈一番に問題なのは何ですか？〉というと、「周囲となじめない、いじめではなく命令されてしまう。以前は断れなかったけれど、今は断れるし、その通りにする事もある」といった。両親から転校の希望が出され、T君自身の転校の意向も語られた。

コラージュ制作では、四枚のモノクロの切り抜きが貼られ、失感情症傾向が伺われていた。何も描かれていない額縁は自分の存在をも危なげで、何もみえない状況を物語っているようであった。しかし、雛鳥の餌をもらう姿には、かすかな望みがつながれているようにも思われた（〈作品21〉参照）。

風景構成法では、構成放棄がみられていた。トリカブトの花や色の彩色の仕方から不安が感じられていた。

担任教師より電話（X年七月X日）：T君を怠けとして捉え、大人っぽい子との

マイナスイメージで捉えられていたことがわかった。

第四回面接（X年八月X日）：コラージュ制作（自主的制作法）

両親から転校の申し出を何回となく、担任教師、校長先生、教育委員会にしていることが話された。T君は転校を前提に勉強しているが、精神的に落ち着かず胃痛を訴えているといった。転校できれば九〇％は良くなるといった。

コラージュ制作では、懐かしかった昔を思い出しているかのようであった。〃音楽を好きになった人を好きになった〃の文字

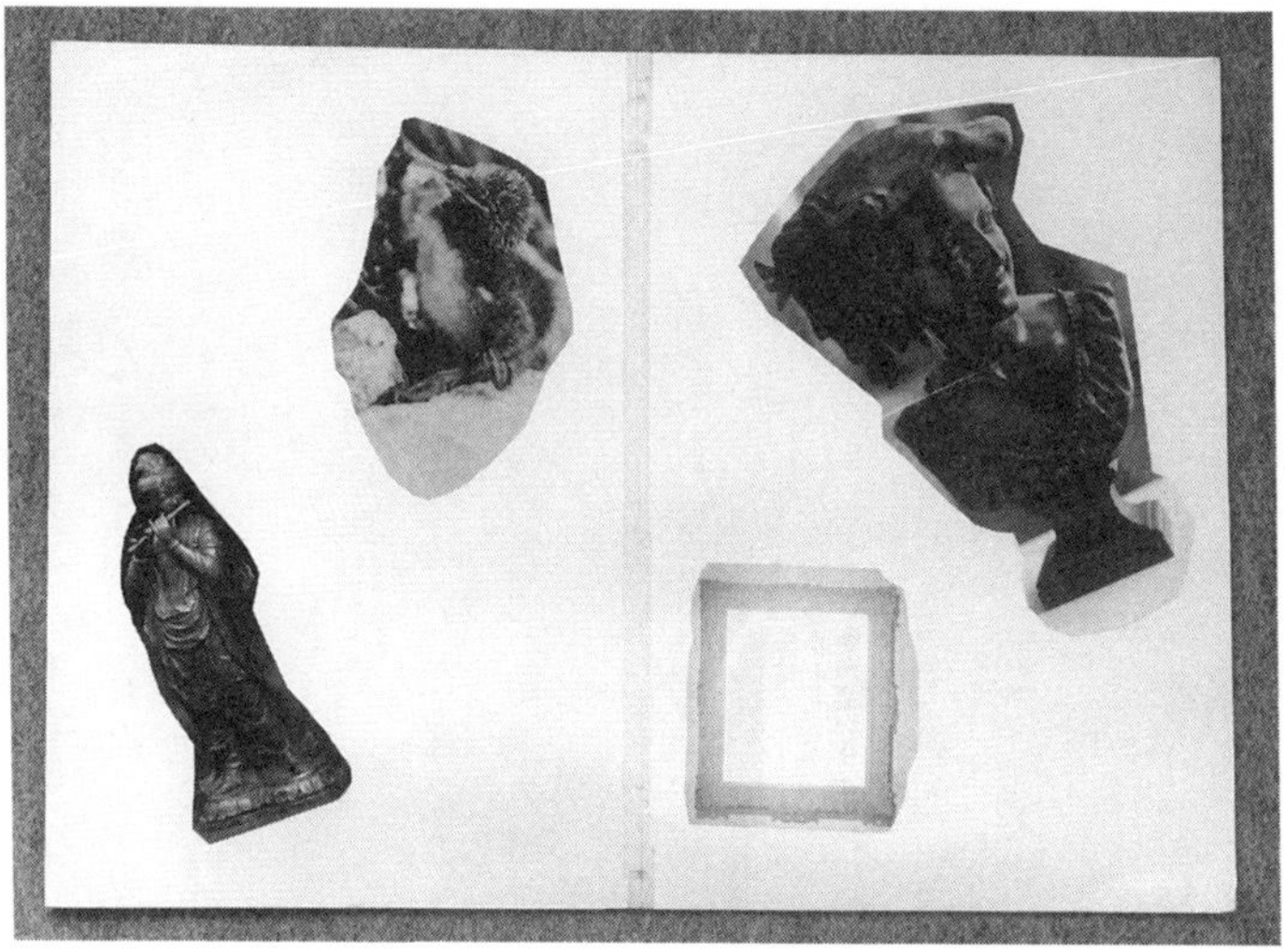

作品21

メッセージは印象的である。飛び立つ努力をしているのか?(〈作品22〉参照)。

担任教師より電話(X年八月X日):転校が難しいことが告げられた。T君が転校すれば身体の具合が九〇%は良くなるといっているのだから、信じてあげてもいいのではないかと伝えた。

第五回面接(X年九月X日):コラージュ制作(母子同時制作法)

転校が決まり、無事に学校に行けた。友達のいるクラスと同じにならなかったのはガッカリというより、ビックリだったといった(友達の名前を教えてあったからそういう配慮がされていると期待していたのであろう)。でも、すんなりという気持ちといった。そして、バスケットボール部から勧誘されたけど、断ったら無視された。ほっておいたら話しかけてきたと嬉しそうにいった。

コラージュ制作では、バスケットボールが気になるのだろうか?左下部に貼ってある男性は恐そうにみえるが、リスを抱いている。見た目とは違うぞといっているようである。T君自身のことを語っているのであろう(〈作品23〉参照)。

第六回面接(X年一〇月X日):コラージュ制作(母子合同法)

「休まず登校しているが、朝、起きると頭痛がすることがある。でも、学校に行くと治っている」といった。美術部に入部し、明るくなったと母親。それを聞い

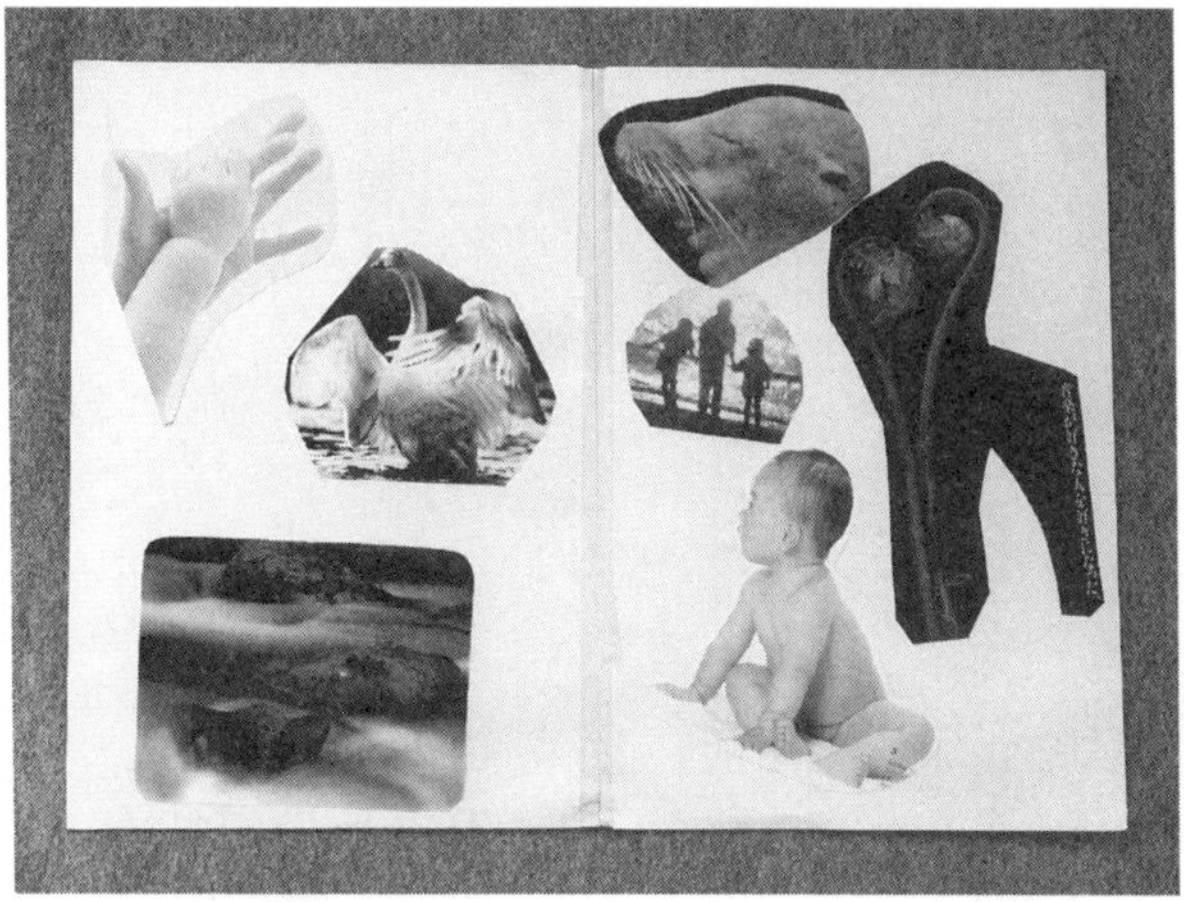

作品22

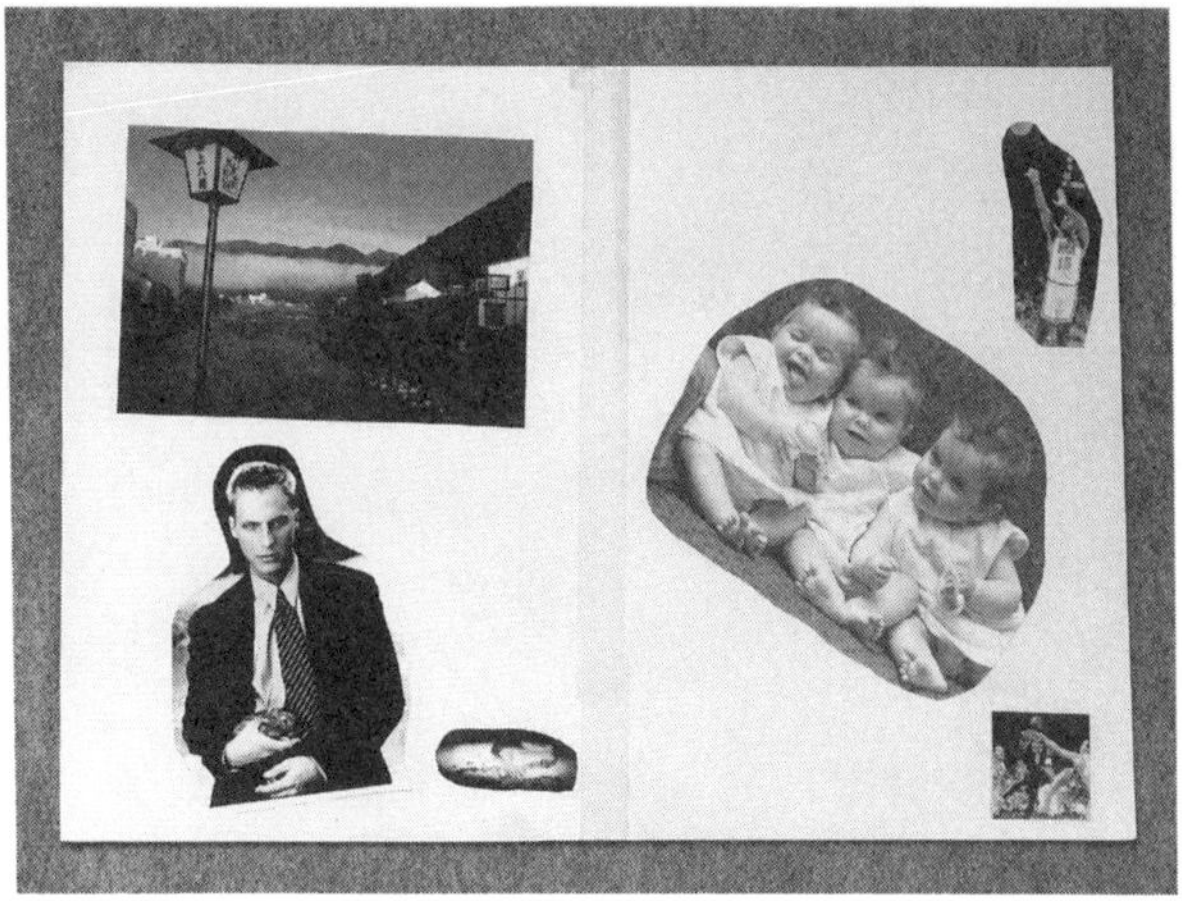

作品23

たT君は「まだ、本当の自分じゃないと思う」といった。母親の驚いた様子に「この子のことを心配していると、二番目の子がいろいろといってくるので、大変です」といったことから、次回からはT君のみが面接を続けることになった。

コラージュ制作では、T君は獅子・鎧・カメラを持った男性・母子の重ねた手のひら・薬・横に貼った後ろ姿の男性の六枚を貼った。

母親は消防車・両手を挙げている子ども・若葉・お鍋料理・蛙の親子・猿の親子の六枚を貼った。母親の家族の危機的状況と家族の繋がりを求めているのに対し、T君は失感情症傾向やうつ状態を思わせるものであった。

Ⅱ期（胃痛の再発から自分探しの旅へ）

第七回面接（X年一一月X日）：コラージュ制作（母子同時制作法）

風景構成法

予約通りに、心身症専門外来を受診した。期末テストなのに、勉強する気になれないといった。そして、遅くまで起きていると、父親が部屋のドアを開けて話していく。今は、父親を不潔に思っているし、尊敬もできないので近づいて欲しくないといった。

コラージュ制作では、缶ビール・お酒・カクテルなど大人への目覚めが感じられるのと同時に、精神的には赤ちゃんだといっているようである。

風景構成法では、前回と同様に構成が放棄されていた。中心上部の枠で囲まれた山の絵ではお地蔵さんが手を合わせているのを描き、道の先には街灯を描き、左下部の隅には宝石を描くなど、祈りや願いが込められているかのように思われた。

第八回面接（X年一二月X日）

この日も、心身症専門外来を受診した。冬休みに入って落ち着いたといった。年賀葉書のための版画作りを明け方の四時までやっていたと満足そうに話していた。

第九回面接（X＋一年六月X日）

久しぶりに、母親と共に現れた。明け方の三時、胃痛で目が覚めた。〈何か、あったの？〉というと、「四月にクラス替えがあり、友達関係でイライラしている。部活もいざこざが多くてつぶれそう」といった。〈前回、予約をすっぽかしたのは何故？〉と聞くと、「自分の身体にでるほどの症状でもなかったから」といった。胃カメラの予約をし、胃痛の内服薬を処方した。

第十回面接（X＋一年七月X日）

母親と共に表れた。胃カメラの結果は十二指腸潰瘍だったことを告げると、内科の先生にストレス性潰瘍だといわれたといった。〈ストレスね……〉といった言葉から、T君と母親との間ではストレスに関する原因の話がされたが、母子の間ではことごとく食い違っており、T君の転校しなくても乗り切れたといった言葉は母親に力の抜ける状況を与えたのであった。T君がボッーしているといったので、〈ボッーとするってどんなこと？〉と聞くと、「いつもピエロのような行動をしている。このピエロのような行動がボッーとしていて、笑わせようとしていることなんです。コミュニケーション取れないから笑わせようとするんだ。小さい頃から肥っていたので、小学校一～四年生まではコンプレックスあったし、小学校五年生でいじめられた。相手にいじめられることがコンプレックスになっていった」といった。

それを聞いていた母親は〝保育園でもいじめられていたので、私は育児ノイローゼになってしまったくらいです〟と話に加わり、〝体格が良かったので、いじめているのかと思っていたらいじめられていた。図太くみえることがこの子にとっては辛かったのでしょうかね……〟と子どもを通して、自分の辛かった過去を思い返しているように思えた。

第十一回面接（X＋一年八月X日）：コラージュ制作（自主的制作法）

胃の調子はいいといったので、〈どうなると胃の具合が悪くなるのかな?〉と聞いた。「イライラすると胃が痛くなるし、髪の毛も抜ける。でも、イライラを意識しなくなった時の方が恐い。見方を変えることで楽になった」といった。〈どうやって、身につけたの?〉というと、「今までは周りに適応するように合わせていたので、いじめのボスの子分だった。それが、ボスに反発したことで喧嘩になってしまった。また、バスケットボール部に入っていたがみんなが上手でショックだった。挫折感や疎外感を味わって逃げ出したかった。それで、転校することになった」とこうなったいきさつを語っていた。そこで、〈これからのT君にとって大切なものは何だろうね?〉と聞いたところ、「人間関係以外に行動力を身に付けたい。僕は父親のだらしなさ（部屋の汚さ）と母親の意志の弱さ（実行しない）を受け継いでいる」といった。

コラージュ制作では、〈作品21〉の左下部と同じ位置に、ブロンズ像（〈作品21〉とは違って、楽器を引いている）が貼られていた。失感情症傾向と受け取れる。その右上は胃に針が刺さっているようにも見受けられる花と管楽器の切り抜きが貼られ、胃の痛みが和らいでいることを感じることができる（コラージュで表現された臓器の象徴化とも思える）。また、左上に貼った不死鳥の切り抜きは、よみがえった思いが表わされているかのようでもあった（〈作品24〉参照）。

第十四回面接（X＋一年一二月X日）：コラージュ制作（コラージュ変法）

身体の調子はいいけれど、勉強する気になれない。将来は平凡に生きるのは嫌だから、波のある人生を送りたい。今は好きな美術で道をたてていきたいと思ってる。友達に高校生に思えるといわれ、考え方が進んでいるのかも知れない。何も考えていないようにみえるけれども、本を読んだりして考え事をしているといった。

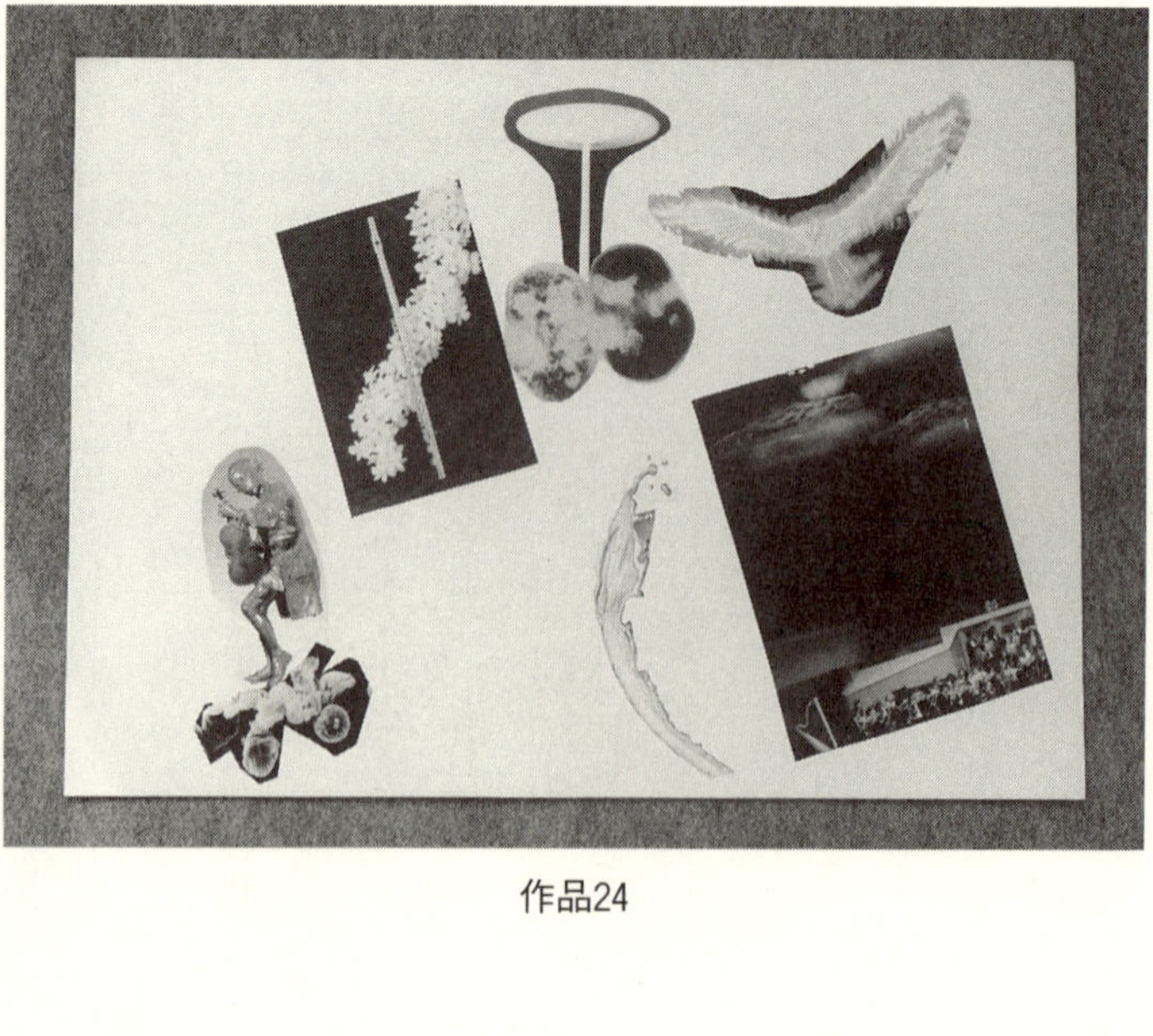

作品24

コラージュ制作では、とにかくこの道をまっすぐに行くしかない、行きたいと思っている気持ちが感じ取れた。徐々に立ち上がって歩いていく様子も受け取れていた。文章は、人間と自然のバランス、人は、このさきどこへいくのか。クリスマスでうかれる人々、子供たちのヒーロー、しゃぼん玉と同じような人間の命。
第十七回面接（X＋二年三月X日）：コラージュ制作（自主的制作法）
久しぶりに母子で現れた。T君がクラスの女子学生に意見をしたら、クラスがざわつき、うるさくなった。僕のクラスはガリ勉ばかりで意見のない人たちばかりだと批判した。もうすぐ修学旅行だけど、母親は行かなくてもいいといってるといったので、〈クラスの人たちとの生活も最後になるね。何処に行っても、何年経っても集団生活からは離れられないよ……〉と伝えた。
コラージュ制作では、T君の手探りの状況が感じられ、中心に貼られた切り抜きはT君の現状を物語っているようであった（〈作品25〉参照）。
第十八回面接（X＋二年六月X日）：コラージュ制作（自主的制作法）
修学旅行は面白くなかったといった。面白い事をしようと思って考えて行ったのに、みんなは少しものってくれなかった。秋には学芸発表会がある。最後の仕事になる。それなのにイメージが浮かんでこないといった。

コラージュ制作では、始めて色台紙（黒）を使用した。胃カメラの写真が左下部に貼ってあり、胃の具合の心配がなくなっていない事が理解できた。また、ウイスキー・女性・枝豆と大人の雰囲気を思わせ、そろそろ貯金だとユーモアで語っているのは明るい兆しなのかと感じられた（〈作品26〉参照）。

第十九回面接（X＋二年七月X日）：コラージュ制作（コラージュ変法）

「塾に行っているが、下級生にいじめられてる。精神的に強くなったようで、胃痛は起こらな

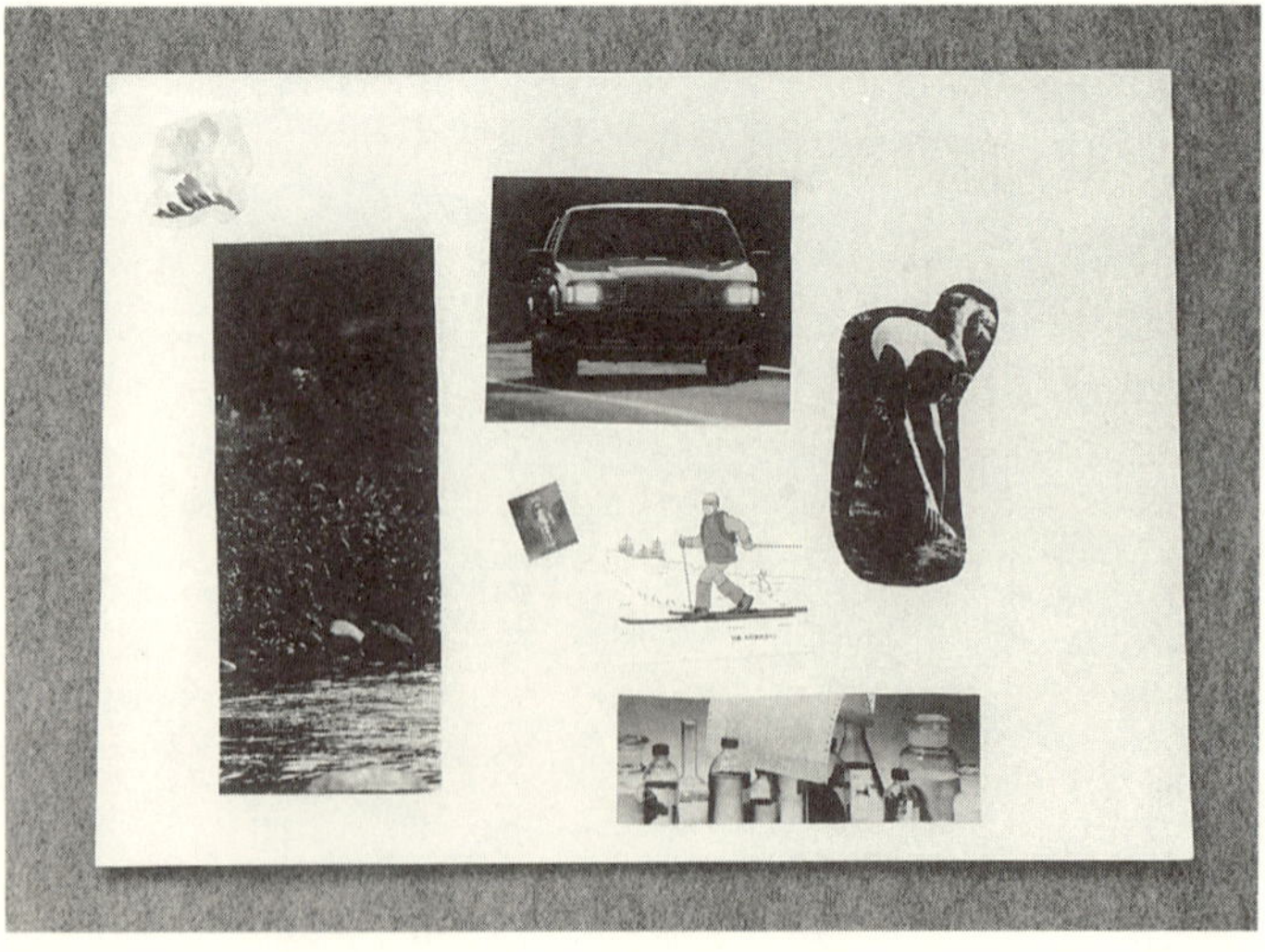

作品25

いし、交わし方も上手くなった。以前の僕なら、人にいわれると考え込んで、いい方に考えなかった。いい方に考えても答えがでてこなかった。自分が一次的に安定するための答えだけを求め、そのために積み重なって溜まってきていた。今は、自分なりの対応の仕方ができるようになった。例えば、理想を組み立てていくうちにディベートとか、自分なりに考えているから答えがでてくる。討論が出来るようになった。本を読んだり、人の話を聞いたりする事はスポーツをするよりもいい」と、転校し

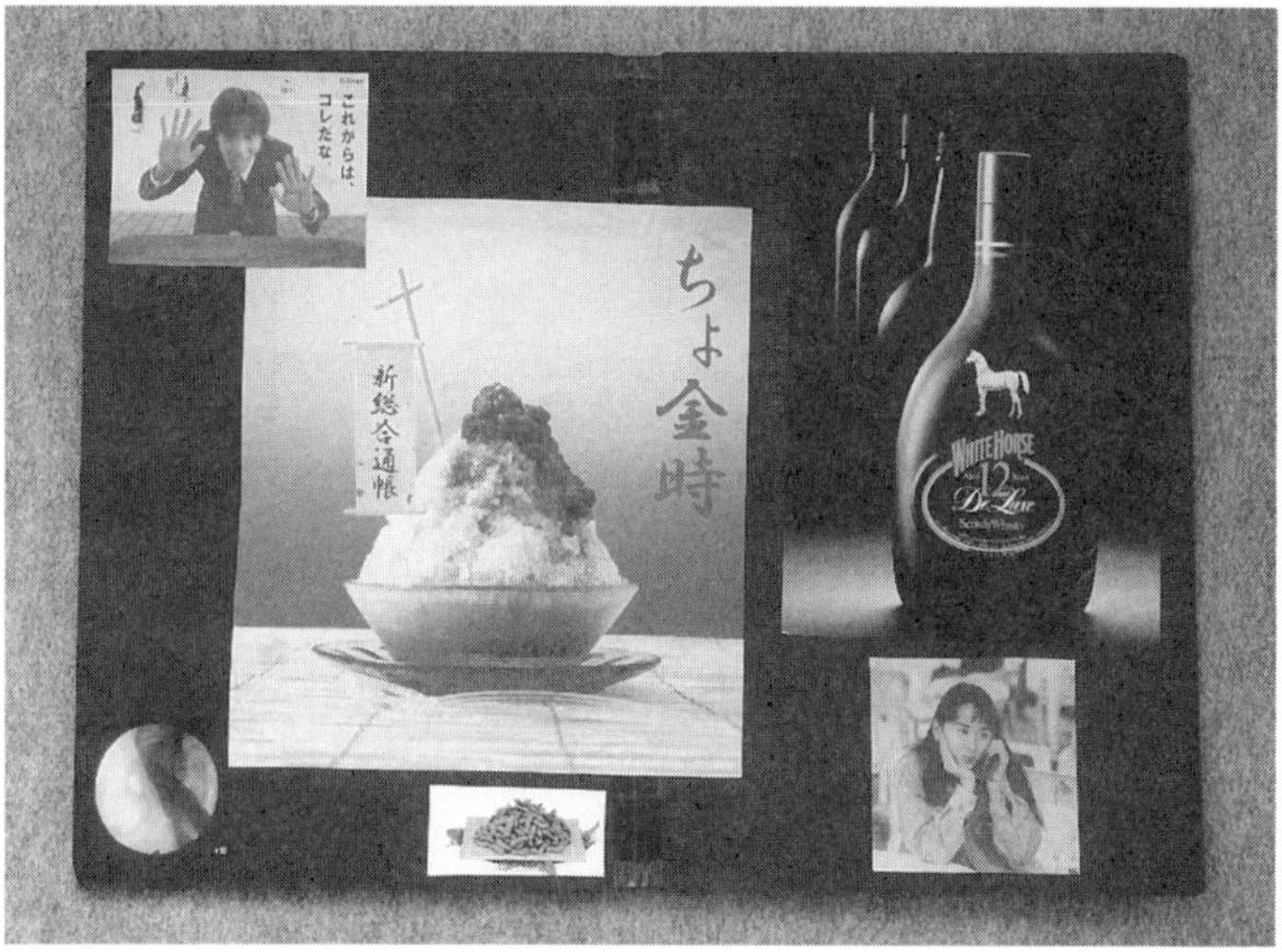

作品26

てからの考え方・見方の変遷を語った。
コラージュ制作では、T君は埴輪・胃カメラの写真・鷹の片目・はじめにの文字を一升に貼った。そしてこうなりたくないと埴輪を指さした。文章は、日本で花火が上がる季節、どこかの国の子供達が夜遊んでいる。その子供達は暗夜に光るホタルらしい生物の灯の下で遊んでいる。その光が、心の奥にある、夜の悲しさを、包み込むようにしている。
第二十回面接（X＋二年九月X日）
サラリーマンでもしっかりとした顔をして仕事をしている事が分かったけど、僕はサラリーマンになるよりも、物を作る人生の方がいいといった。
第二十一回面接（X＋二年九月X日）：コラージュ制作（自主的制作法）
僕はいかがわしい物やいかがわしい所が好きみたいだ。いろいろな言葉を覚えたいと思っている。父親の実家にも行ってみたい。年をとった人でもかっこいい人がいることが分かったし、最近はどうすればストレスが避けられるかも分かってきているので大丈夫だといった言葉から、受験勉強に専念するために面接を延期することにした。
コラージュ制作では、始めてB四版の小さい台紙を選んだ。後ろ姿の二枚の切り抜きのうち、一つは家族で歩き、歩いた後には大きな亀裂が残され、もう一つは男女が歩くその先は靄がかっているようにみえた。過去と未来を表しているようで、その間を繋ぐため、あるいは靄を取り払うためには〝もっと感じる旅へ〟の文字メッセージがそれを物語っていた（〈作品27〉参照）。

母親からの手紙（X＋二年三月X日）

高校に合格した知らせと共に、約三年間にわたる息子との生活を振り返っての思いが語られていた。

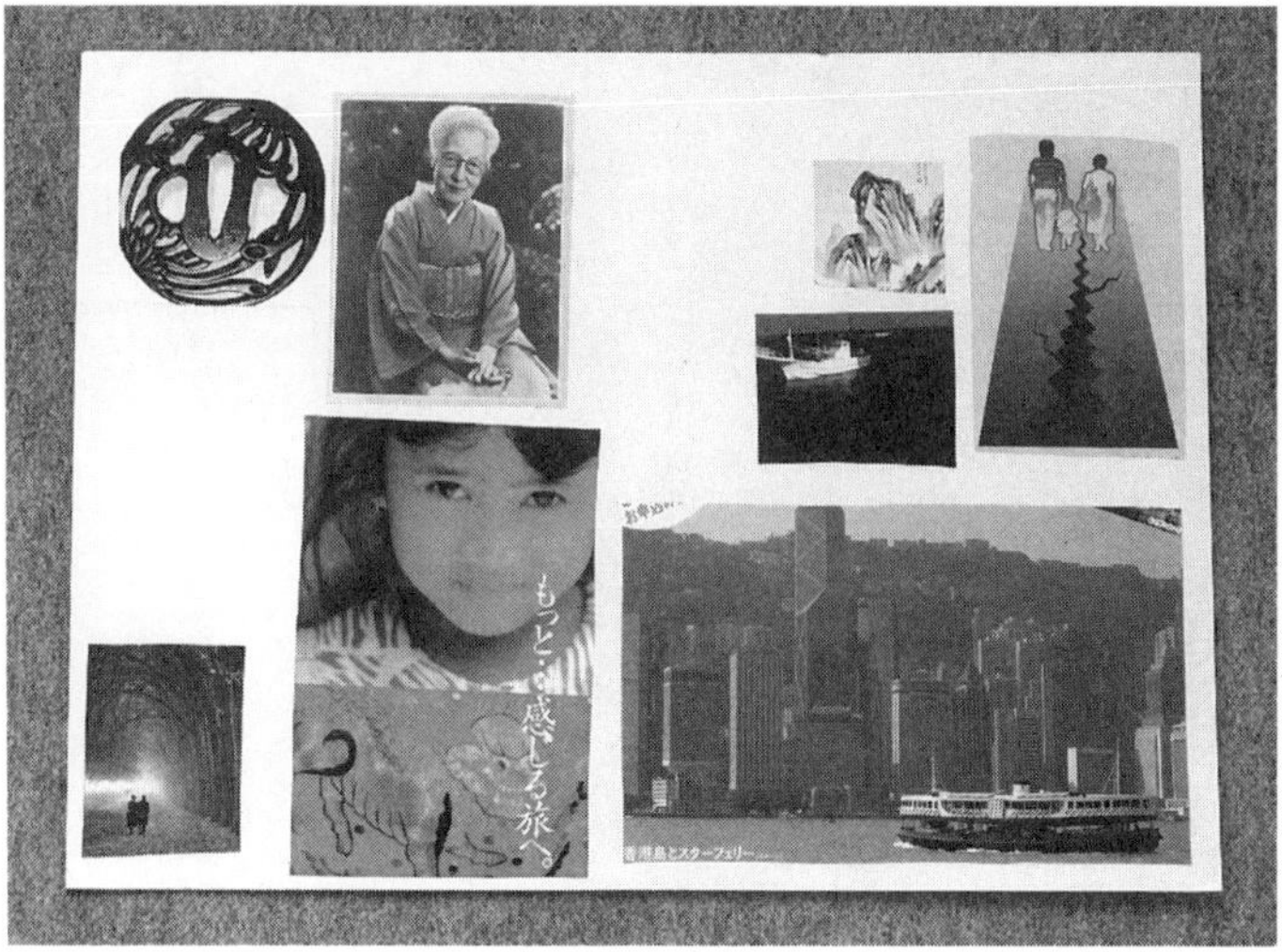

作品27

考察：消化性潰瘍は心身症の代表的な疾患であると同時に、ストレス関連疾患としても知られている。その成因については諸説あるが、最近ではストレスに対する否定的な受け止め方や感受性、対処行動の違いがあげられている。T君は保育園時代から肥満を契機にいじめられ、小学校・中学校になってもいつもいじめが付きまとっていた。このような状況から考え、T君のいじめは肥満が原因ではなく、他者とのコミュニケーションの取り方が上手でなかったと思われる。理解してもらおうと思って話をしても、その内容が充分に他者に伝わりにくい。それに、目と目を合わせて話をしないので理解されにくい状況を生んでいる。対人関係に問題を持っていたのである。そのため、他者に合わせる事で乗りきっていたがそれでは不十分だと分かると、笑わせるというピエロ役をかって出たのである。しかし、思春期に差しかかり、それでは対応が出来ないし、自分自身も満足できなくなってしまった。今回のいじめ発症から発生した消化性潰瘍は、来るべくしてやって来たT君自身の抱えてきた問題との直面なのであった。

僕は逃げてるわけじゃないといいながらも転校していったT君は、転校を契機に家族をT自身の方に目を向けさせる事にも繋がったと思われる。そして、その事は、両親がT君の転校のために、病院の受診→面接へと導かせ、担任教師→校長先生↓教育委員会へと紛争した姿などは、純真で素直な赤ん坊から思春期までの自分の成長をコラージュ制作の中で表現していたように思える。このように家族に支えられ、自分をみつめ治していくうちに、不潔で近づいて欲しくないと否定的にみていた父親をサラリーマンでもしっかりとした顔をして仕事をしている人がいると肯定的にみれるようになるなど父親を受け入れるようになっていったことが分かる。しかし、父親と自分は違うんだと訴える中に自分探しの旅が始まっていったのである。

ところで、T君は心身症専門外来を予約しても、その予約通りに受診したことは第六回面接まではなかったのである。第七回面接になってその約束が果たされたのであった。心身症患者にいえることは心身医学的問題ないしは、心理学的問題が関係していることを認めがたい思いがあるという事である。あくまでも、自分の病気は身体の問題なのであって、こころの問題なのではないとの考え方がある。X十一年六月X日に六カ月ぶりに筆者の外来を受診したT君に対し、〈予約をすっぽかして六カ月も受診しなかったのはどうしてなの?〉との筆者の問いに、「自分の身体にでるほどの症状でもなかったので予約をしないでいた」といったT君の言葉はそれを物語っていた。身体の病気にでなければ、受診しないという考えであり、そうでなければ病気とは思わないという事なのであろう。では、病院とかクリニックでなかったらどうであろうか?身体に症状がでて始めて病気と考えるのであるから、同じように来談しなかったであろうと思われる。このように身体にでるほどの症状でもなかったという言葉は失体感症や失感情症を思い起こさせる。実際、患者自身も意識できないのであるから治療に抵抗を示しやすいのは当然の事である。そのため、身体の治療が先行され、治療者と患者の治療関係を安定したものにして始めて、心身相関の考えで治療ができるというものなのである。そういう意味での心身症治療の難しさがある。さて、自分でも意識できない失体感症や失感情症というものが、コラージュ作品の中に表現されるのであろうか?表現されているのであれば、心身症治療の予防的観点としての新たな発見といえるかも知れない。

筆者はいくつかのコラージュ作品の中に表現されていると考えているので、取り上げてみよう。

X年七月X日のコラージュ作品の中の二枚(右上部の胸像と左下部の立身像)の切り抜き、X年一〇月X日のコラージュ作品の中の二枚(左上部の獅子像と左下部の鎧)の切り抜き、X+一年八月X日のコラージュ作品の中の一枚(左下部の立身像）の切り抜き、X＋二年七月X日のコラージュ作品の中の一枚（中央部の埴輪）の切り抜きなどである。また、X＋一年九月X日のコラージュ作品の中の四枚（中心部の人形の顔、骨と左下部の骨）の切り抜き、X＋二年三月X日のコラージュ作品の中の一枚（中心部の裸の操り人形）の切り抜きなどである。これは、今後のコラージュ研究にゆだねたい一つでもある。

第二節　摂食障害の女子症例

Y子（中学二年生女子）

診　断：摂食障害

主　訴：食べたくない

発達歴：三八W - 三五〇〇g（自然分娩）にて出生する。頚座四カ月、這い這い十カ月、始歩九カ月、始語一歳頃であった。
その他、特記すべきことはなかった。

既往歴：アトピー性皮膚炎

家族歴：父方祖母（八十六歳）、父親（会社員、五十二歳）、母親（パート勤務、四十六歳）、兄（都立高校生、十六歳）とY子の五人家族。

現病歴：T大学付属病院小児科から筆者の勤務していたK病院小児科へ、S病院小児科の紹介状を持って受診した。以後、心身症専門外来にて治療することが了解された。二カ月前より食べることに興味がなくなり、他の人の体重が気になり始めた。また、可愛くなりたく、ホッソリとした人をみると羨ましかった。小学生までは五五kgあった体重が中学入学後から減り始めていたが、テニス部に所属していた。体格はマイナス三三・九%の痩せであった。食事摂取量を四〇〇cal／日に設定し、カロリーの分からないものは不安だといい、母親の手作り料理に対しても不信を抱いていた。今では生理も止まっていた。黒の上下のジャージに身を包み、ソックスは破け、貧しい印象を受けた。母親もY子同様に黒のズボンスタイルであった。

第Ⅰ期（家族の中での自己の喪失）

食事する度に「食べろ」といわれるのが辛い。私はちゃんと食べてるのに、トイレにまでついてくる。吐いていないのだからと、拒食症を否定した。部活の中止を伝えるとヤダといって泣きわめいた。

血液検査で肝機能障害の合併が指摘され、第一回目の入院（約二週間）となった。入院時に施行した頭部CTスキャンには脳萎縮が、胃・十二指腸部には通過障害が認められていた。

第四回面接（X＋一年一月X日）風景構成法

入院なんてただ寝てるだけじゃない。それでも体重が減らないといった。今まではLサイズだったので母親の服を着ていた。それが中学入学し、テニス部に入部したことで痩せてる方がいい、もっと筋肉が付けばいいんだと思ったと話した。母親主体の家なのか、母親がパート帰宅後に寝、深夜は遅くまでTVをみているため、別室で兄を真ん中に父親とY子の三人が同じ部屋で川の字に寝るという不自然な生活形態が取られていた。自我の同一化が得られにくい家庭環境と思われた。

風景構成法では、中心から左側に構成の主体が置かれてみえる。中心に描かれた存在感のない家、家族の絆を求めているのであろうか。また、右下に立っているウサギ（Y子は男のウサギといった）は狭い岩の間から咲いた花（Y子は散りかけているといった）は女として生きようとする姿勢にも思えた（風景構成法に枠づけするのを忘れていたことに後で気がついた）。

第五回面接（X＋一年一月X日）コラージュ制作（自主的制作法）

家族全員で食事したことがないといった。父親と兄は母親の出した食事を食べ、母親は買ってきた物を食べ、私は出された食事が嫌だから、食べたい物を作ってもらってるといった。将来は料理関係の仕事がしたい。人が作った物は信用できないからといった。

コラージュ制作では、左右が対照的で、左は日本を右は外国を、その間を海で繋ぎ（行ったり来たりするといった）、その背後から蛇が襲ってきそうであった。ゆかたの切り抜きを指して、太っていて着たくても着れなかったといった。また、英字新聞のMen get a kick out of womenの文字が印象的である（〈作品28〉参照）。

第六回面接（X＋一年一月X日）風景構成法

食べたい物は食べてるといったが、食べたくない物は食べないということらしい。カロリーにはこだわりがある。「食事を作っているお母さんは楽しそうじゃない」といった。

風景構成法では、家は大きく、家族機能が回復しつつあるように思える。しかし、やっとここまで来たのに、これから先も遠いなあ……とため息か。Y子は楽しそうに話をする。「本当は話がしたいのに、お母さんTVをみてるから、うるさいみたいだし」といい、昔、飼っていたハムスター（雄）が三年前に死んだので、毎年、この日には大好きだったチョコレートをあげて拝んでいるんだといった。今年は入院してたので、できなかったといった。Y子の優しさと同時に、寂しかった思いも受け取れた。入院中はベッドで体操、明け方には病院の周囲をマラソンをしている姿が看護婦に目撃されていた。退院後、体重三〇・二kgに減少し、浮腫（むくみ）も出現してきていた。動かないから食べなくてもいいと思い、食べ物はゴミ箱に棄て

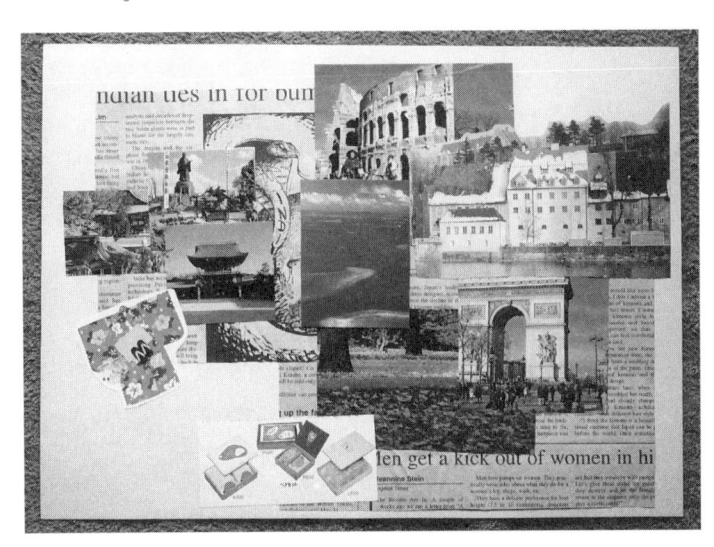

作品28

ていたといった。日に日に動けなく、走れなく、眠くなってきた。今は何をしていいのか分からない。今までは走っていると安心だったのに、走れなくなった。みんな、スキー教室に行ってるのに、寂しいと泣く。

第八回面接（X＋一年二月X日）

母親の手作り料理を食べる努力をしていたが、母親のため息を聞くのが嫌になり、食事を拒否するようになった。学校でも食事を口にいれず、トイレに隠れて昼の時間が過ぎるのを待っていたといった。第二回目の入院は第一回目の入院の一カ月後で、約二週間であった。

第Ⅱ期（母親とのコミュニケーションを求めて）

今回の入院では、食事の時には母親（手作り料理持参）が来院し、一緒に食事をすることを提案した。

第十一回面接（X＋一年二月X日）コラージュ制作（自主的制作法）

Y子は何も考えたくないといいながらも、食事の度に病院にくる母親を「疲れているから可哀そう」といった。〈どうしてお母さんのことばかり考えてるの。今はあなたの身体が一番よ〉というと、「えっ」と驚いた顔をした後、「本当に痩せたかったのかと思う」といった。成績も学年で十番以内と良いにも関わらず、もっと良い成績を望み、スポーツもでき、友達も多く、性格も良い理想の女性を目指していたと語った。今までは男の子に汚れ物のように思われていたが、これからは普通の女の子にみられたいといった。

コラージュ制作では、食べれるようになるようにと祈っているかのようでもある。水中から口を開けたイルカは食べさせてという気持ちの表れであろうか、まだ女の子なんだから……。

Y子の食事カロリーが一二〇〇cal～一四〇〇cal～一六〇〇cal／日と順調に増え、三食摂取でき

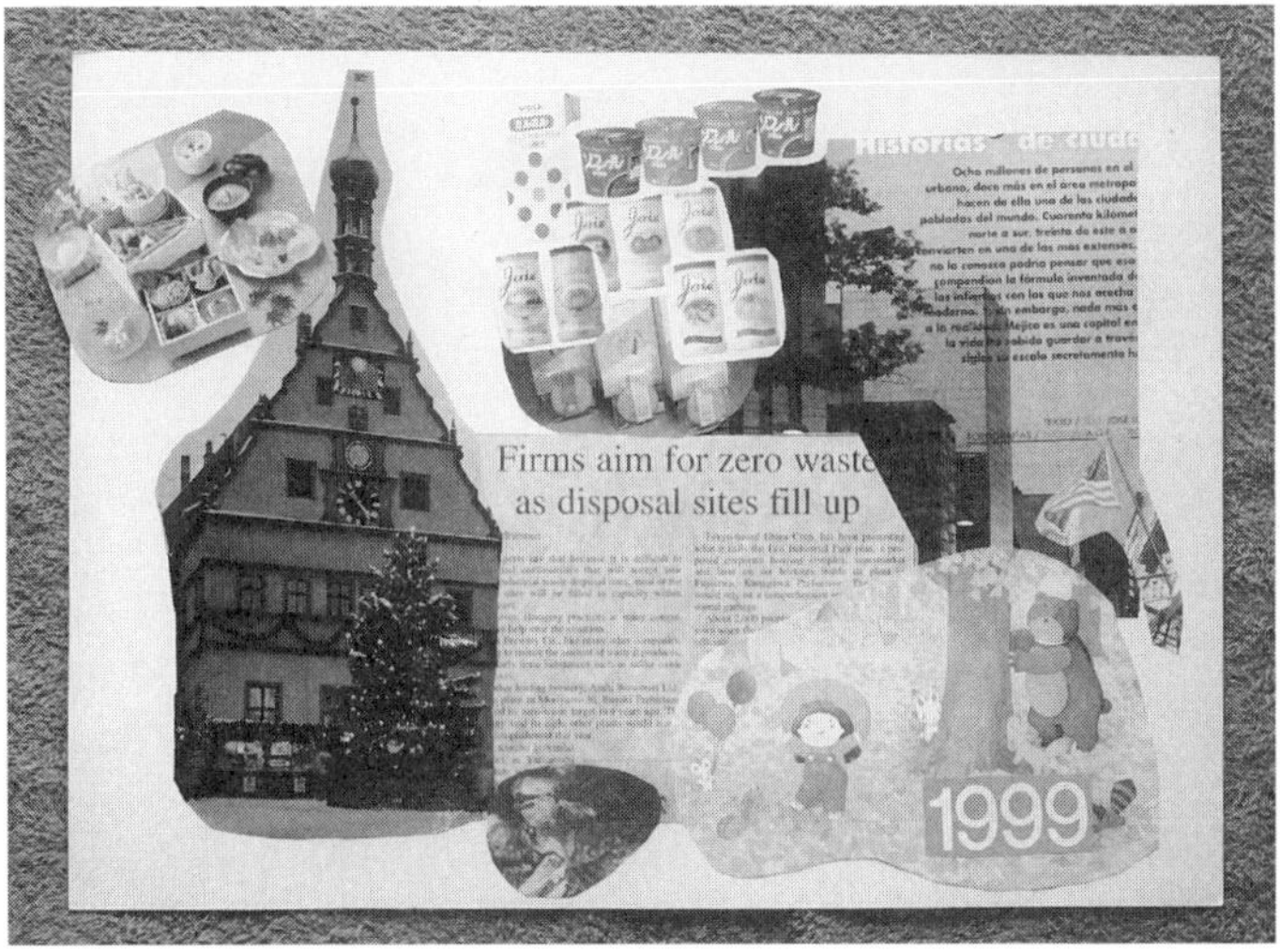
Firms aim for zero waste
as disposal sites fill up
1999

作品29

るようになっていた（〈作品29〉参照）。

第十二回面接（X＋一年三月X日）

始めてスカートをはいた姿をみた。胸元のペンダントがいじらしかった。体重は三五・二kg（マイナス二八・七％）だと分かると、Y子は家では三一・五kgだったのにといった。相変わらず、走っていることが伝えられたが、自然に食べれてるからといった後、過食じゃないかといった。〈今の状態が良くなる可能性は何％〉「九五％」といった。

第十五回面接（X＋一年五月X日）コラージュ制作（母子同時制作法）

体重が四〇・五kgになって、入院前に戻ったといいながら部屋に入ってきた。食べてないと集中できなくなってきた。過食気味なんですかと母親。食事は母親の手作り料理で、入院したおかげで野菜が食べれるようになった。そして、今では別の自分がでてこなくなったといった。

コラージュ制作でのY子はドイツワインの地図を中心に、左には食べ物が、右には花と建物が貼られていた。女性性を受け入れられたのか（〈作品30〉参照）。母親は四角に拘って貼っていた。Y子の花の切り抜きが気に入ったのか、娘のように貼りたかったといった（〈作品31〉参照）。母親はY子の切り抜きを取り入れる

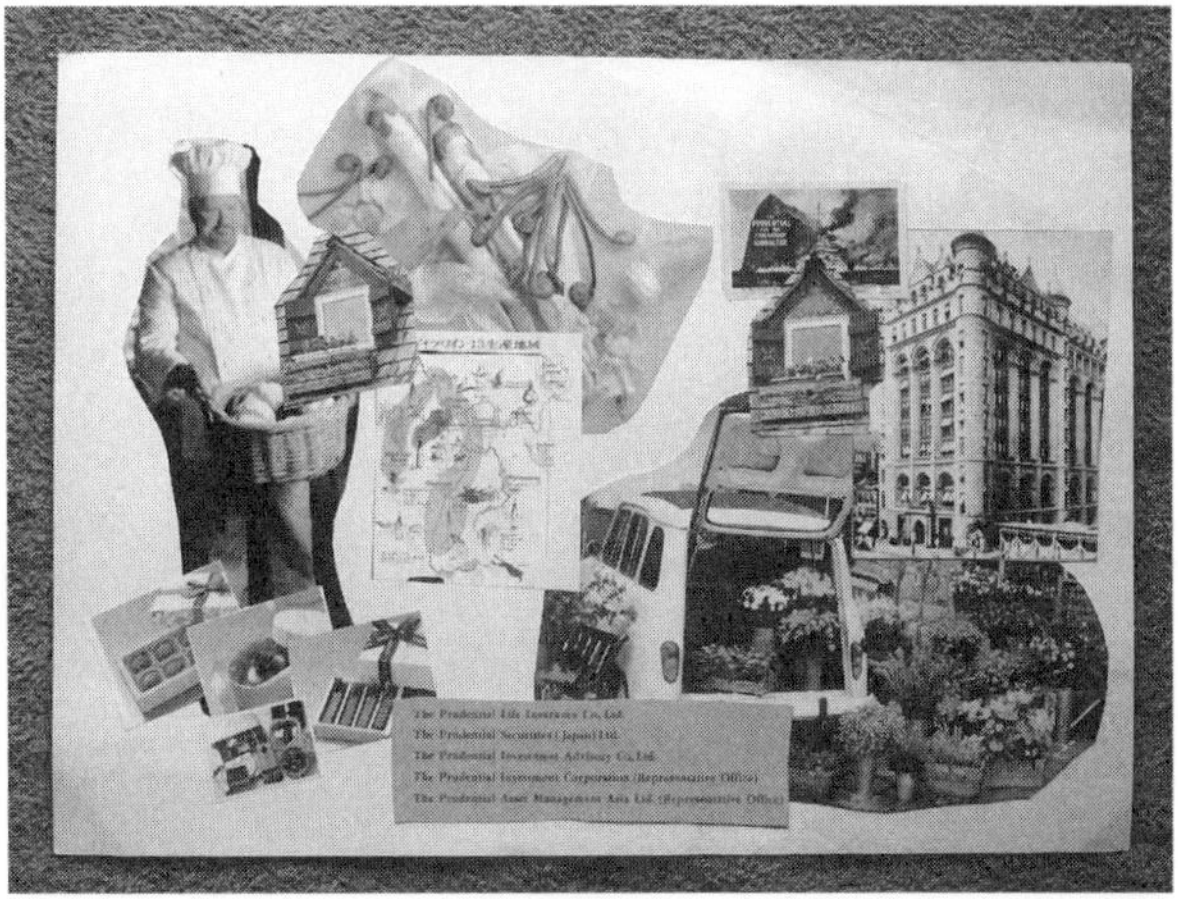

作品30

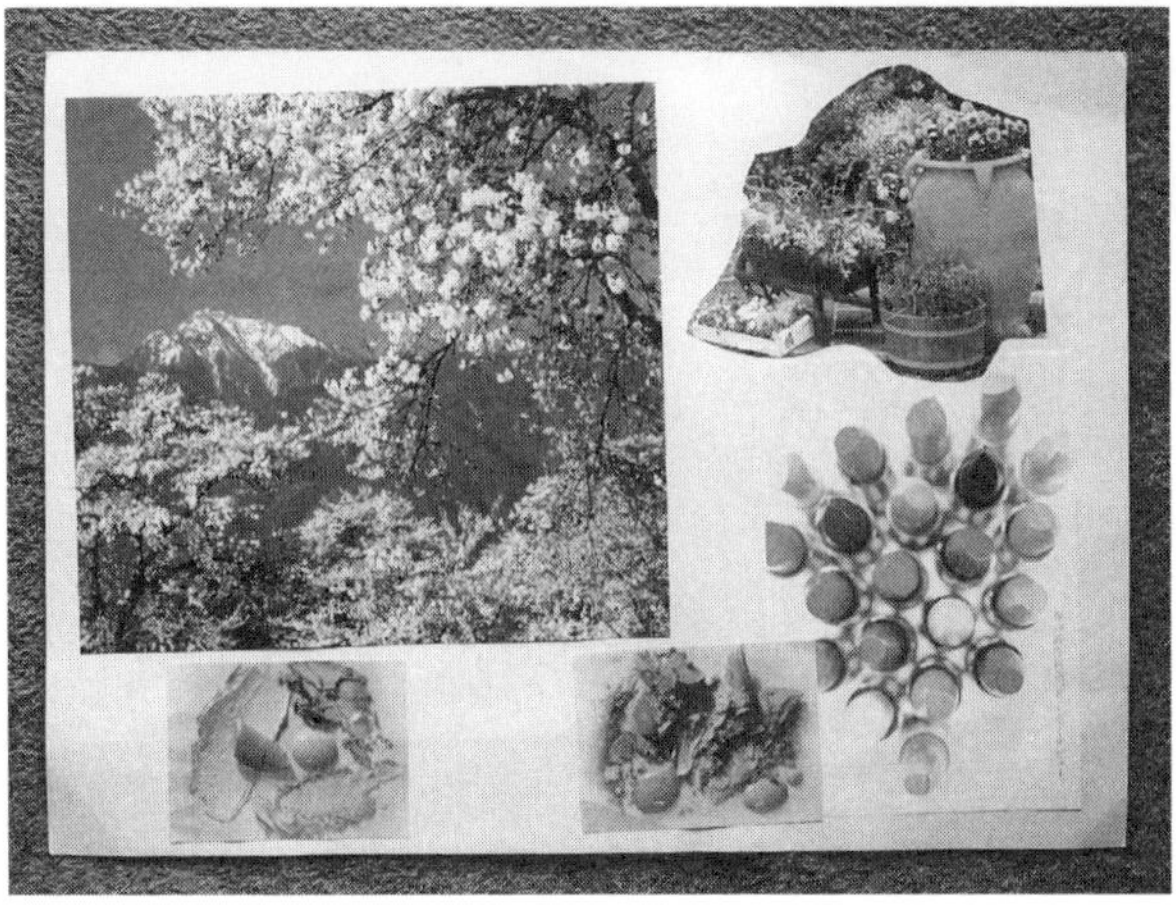

作品31

など相互作用がみられていた。

第Ⅲ期（新しい自己を求めて）

第十八回面接（X＋一年八月X日）コラージュ制作（母子同時制作法）

体重は四四kg。受験勉強している。「高校に入学したら、勉強しないで、アルバイトしたい」とY子。母親はあの時の状態に戻るのではないかと不安だといった。「そんなことはない、多分」とY子。母親は小学生の時はビデオばかりみてのほほんとしてたので、中学生になってこんなに頑張れる子だとは思わなかったといった。「そういう資質があったんだ」とY子。

母親はY子を受け入れたようだが、そんなことではダメだよと伝えているのであった。そして、元来、あまり話す子ではなかったので、こんなに悩んでいるとは思わなかったとの母親の言葉を受けて、筆者は〈疲れているお母さんのことばかり心配していたから、声がかけられなかったんだよね〉とY子の気持ちを代弁した。

コラージュ制作でのY子は〈作品30〉と同じドイツワインの地図を中心に貼った。女性、化粧、ビール、ドリンク剤など大人への淡い期待が見受けられた。台紙を中心に集中していた（〈作品32〉参照）。母親は左右をパン、中心を和食と西洋料

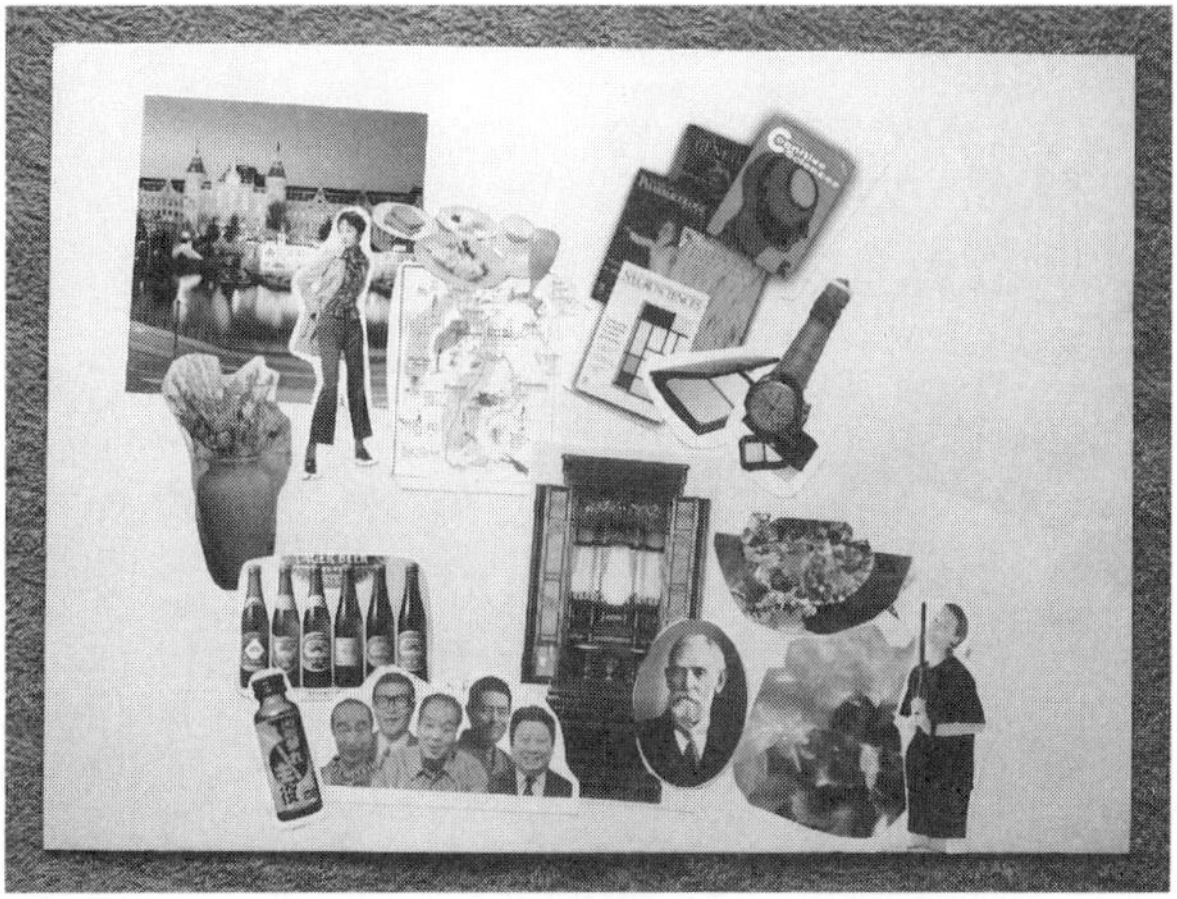

作品32

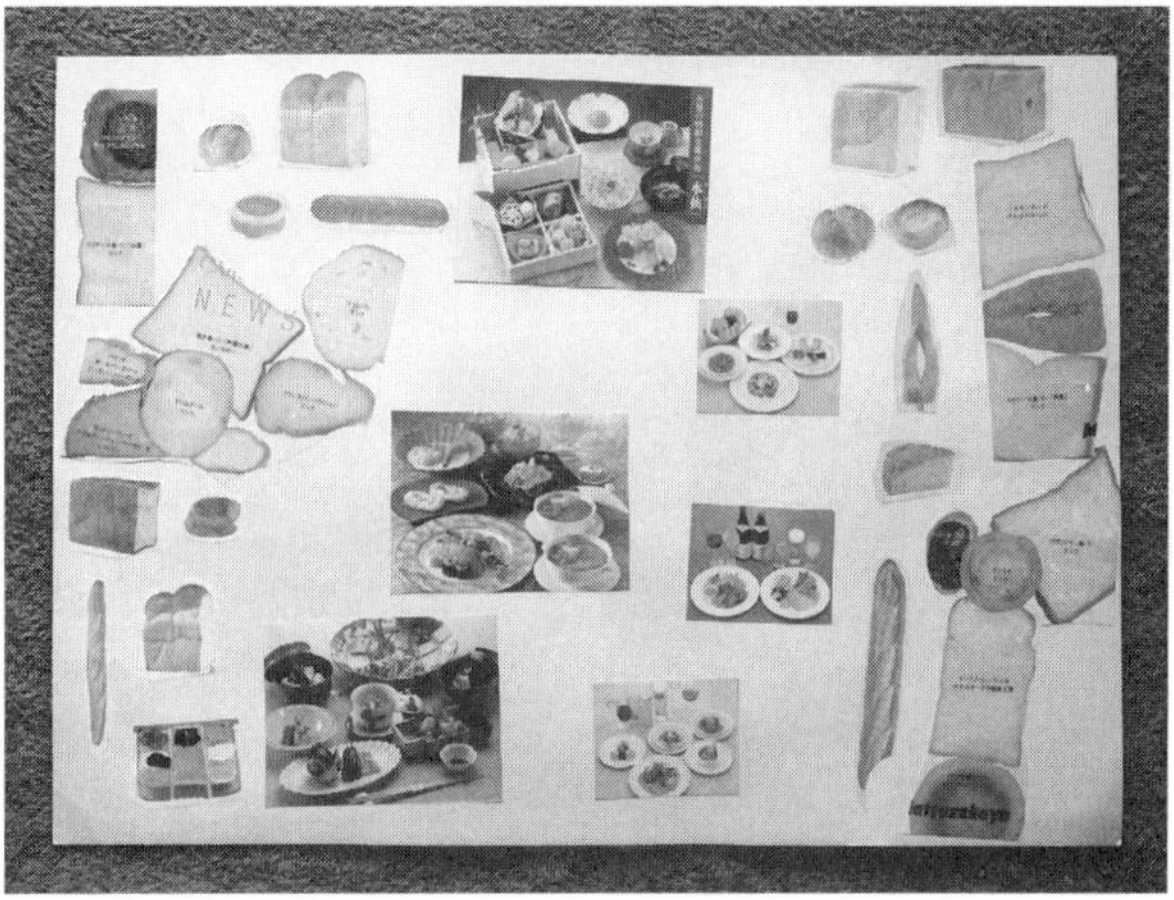

作品33

理の食べ物の切り抜きで占められていた（〈作品33〉参照）。

第二十二回面接（X＋二年三月X日）コラージュ制作（母子同時制作法）

体重は四七・六kgと標準体重に近づいていた。都立M高校に合格し、高校生活は楽しく過ごし、友達を作りたいとY子。母親はY子が話しをしてくれるようになったことで、この子がこんなにも神経の細い子だとは思わずにいたのでビックリしましたといった。あんなに仲の良い子だと思っていた子が嫌いだと思っていたなんて、心配を外に出さない子だったんですね……と考え深げにいった。そして、今では喧嘩もよくするようになったと母子で笑った。Y子は高校を卒業したら栄養専門学校へ行きたいと抱負を述べた。

コラージュ制作でのY子は台紙を縦に使用し、自己像と思われる犬を中心に貼った。その左下には雛壇を、右上には花を頭からまき散らす人形を貼り、クレヨンで女の子を二人描いた。女の子としての目覚めが感じられるものの、自己の確立はこれからか……（〈作品34〉参照）。母親は大海とし、父親は陸として、その間に存在するY子を抱擁しているかのようであった。大丈夫だよのメッセージとも受け取れる（〈作品35〉参照）。

考察：Y子の家族の不思議さは、父親よりも母親が大黒柱のように思えることである。それは、入院中の面接の中で明らかにされた寝室の形態からも伺えることである。母親は夜遅くまでTVをみているために、一人で部屋を陣取り、父親・兄・Y子の三人が一緒の部屋で寝るという状況は、思春期の娘を持った親としても、娘としても意外なことである。また、Y子が「お母さん疲れているから」という口癖とも思える言葉は、家族全員が共通して持っている思いなのであろう。パートといいながらも母親の収入や祖母の面倒をみる母親の存在は、Y子を始めとして家族への〝母親をいたわりましょう〟というメッセージとして刻み込まれたに違いない。母親とのコミュニケーションを求めていたY子にとって、求めても

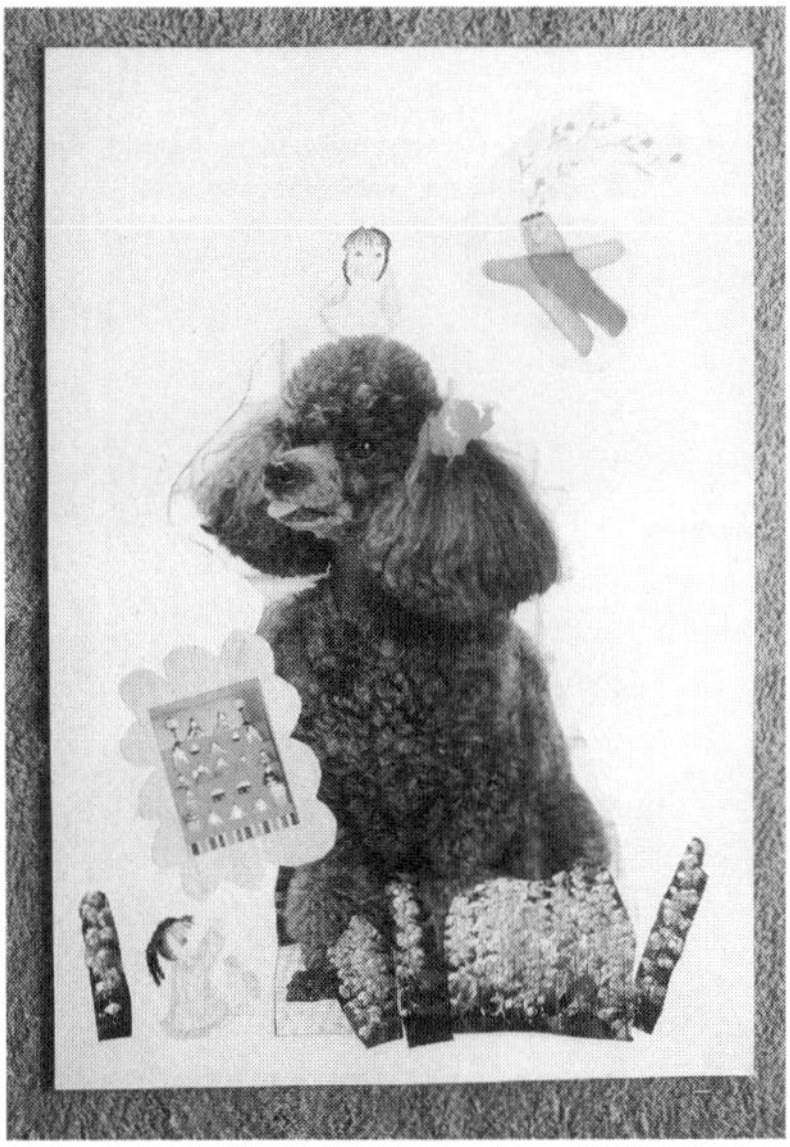

作品34

手の届かない、声にならない叫びを発し続け、全てを抑圧して生きてこざるをえなかったのであろう。受け入れられない苛立ちは、自分の身体へと向かわせたのであった。さて、Y子にとって、食べないことはどのような意味があったのであろうか。母親もY子も共に、服装は男性スタイルであった。ズボンが好きだという母親の言葉を受けて、Y子もズボンが好きと答え、体型が似ているから母親のLサイズの服をもらって着ているというY子の女子としての幼さは、自我の同一性をも阻んでいたと

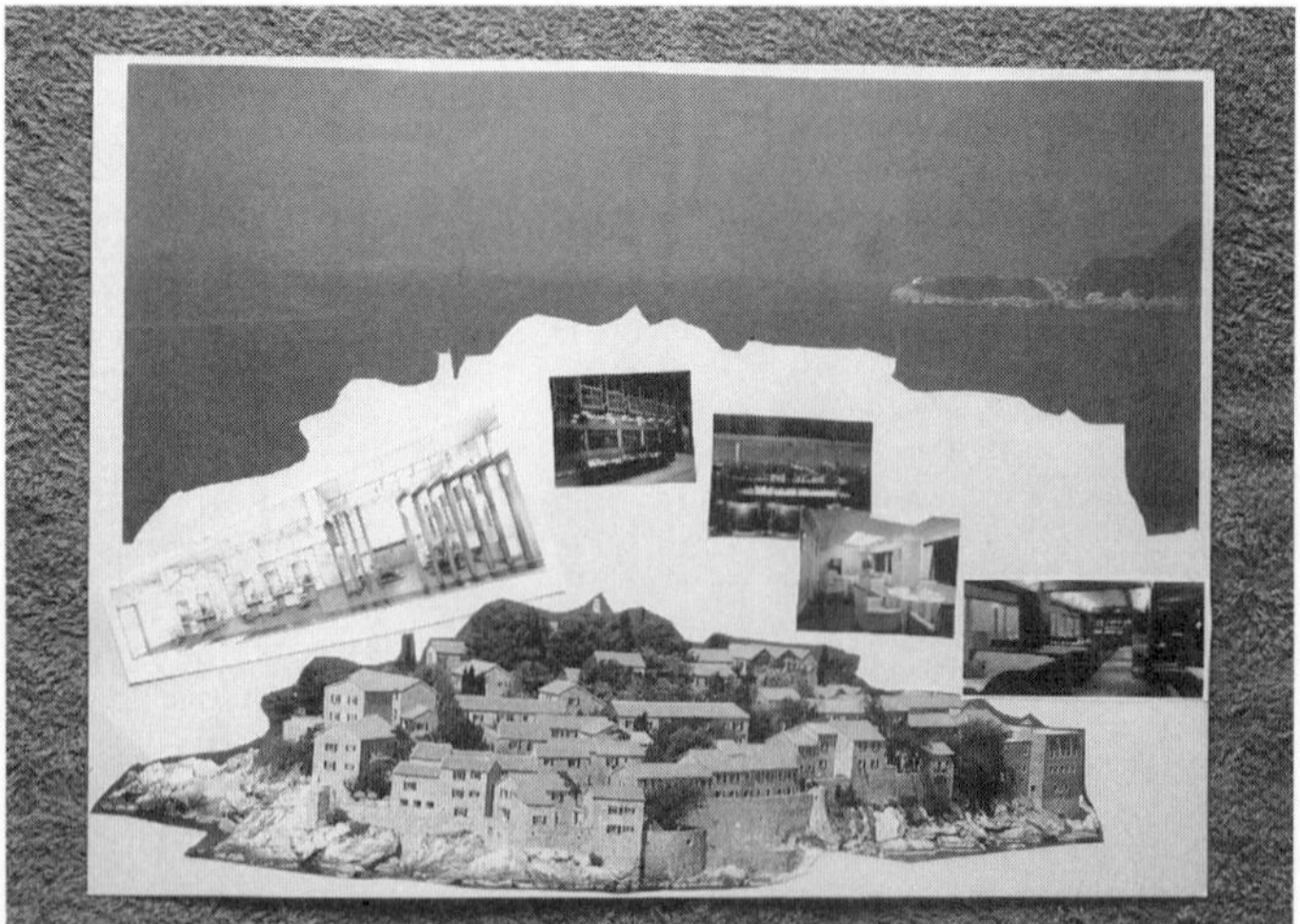

作品35

思われる。また、食事にしても出された物を食べるのは嫌だから、食べたい物を作ってもらう方を選んだのである。出された物を食べている父親や兄とは違う自分を主張したのであって、母親への愛情希求の一つの表現とも受け取れる。食事を拒否することは、母親を否定することに繋がる。そんなY子が入院をしたことで、「本当に痩せたかったのだろうか」と内省し始めたのである。入院はY子にとっても、母親にとってもプラスだった。食事の時、母親が必ずY子の傍にいるという約束は、母子の双方にとって互いが分かり合える場を共有することになる。話しをしていくうちに、母親はこんなに神経の細い子とは思わなかったと話すなど、我が子のことを何も知らずにいたことを突きつけられたのであった。この母親の言葉はY子が母親を許し、新たな一歩を踏み出す勇気をも与えたのである。第十五回面接のコラージュ作品から、母子の相互作用が読みとれる。それは、母親の方からY子への歩み寄り（Y子の花の切り抜きをみて、母親も同じ花の切り抜きを貼った）がみられたことからも理解できる。

第三節　不登校の男子症例

S君（十四歳中学二年生）

診　断：㈠不登校
㈡肥満症
㈢高脂血症

主　訴：頭痛や腹痛が酷くて学校に行けない

発達歴：三七W－三一〇〇g（自然分娩）にて出生。
頸座などの発達は母親が覚えていないため不明である。

家族歴：父方祖父（自営業、七十三歳）、父方祖母（自営手伝い、七十歳）、父親（自営手伝い、四十六歳）、母親（自営手伝い、四十歳）、姉（定時制高校、十六歳）とS君の六人家族。

既往歴：なし。

現病歴：S病院小児科の紹介状で筆者の勤務していたK病院小児科を受診した。昨年の一一月末より頭痛と腹痛が生じ、今年の五月の連休明けからひどくなり、学校へ行けなくなったと話した。体格は四〇・三％の肥満であった。姉も不登校で教育センターの学習教室から定時制高校に入学していたことが母親から伝えられた。以後、心身症専門外来にて治療することが了解された。

治療経過：

第Ⅰ期（家族から遊離した母親の生き方を探して）

第一回面接（X＋一年六月X日）風景構成法（母子）

母親はS君の現在までの経過を話し、小学六年のいじめから学校を休みがちになり、中学一年では登校拒否といわれて行けなくなってしまった。でも、そうなってから、子どもたちと近づいたような気がするといった。姉は始めての子だったから可愛いとは思わなかったし、この子の方が男の子だったし可愛いと思っていた。祖父母が夜になると、姉の方を連れていってしまい、取られたような寂しい思いがしていた。この子は自分が育てたし、ミルクもよく飲み、おんぶやだっこもし、手の掛からない子だったような気がするといい、それなのに何故という思いが感じられた。

〈寂しかったのでしょうね。祖父母がお姉さんを連れていってしまうので、お母さんのこころとS君のこころが一致せずにいたのかも知れませんね……〉という と、「家にいると祖父母がどうして学校に行かないのかといってくる」とS君が始めていった。そして、肥満を気にしているS君の気持ちを受けて、栄養指導も並行していくことをすすめた。

風景構成法では右から左に流れる急峻な川、その川の水が流れ込んだドロドロ状態の田んぼが三つ描かれている。また、左上には立派な家が描かれ、犬が寝ころび、その傍に犬小屋が置かれていた（〈作品36〉参照）。

第二回面接（X＋一年六月X日）コラージュ制作（母子同時制作法）

前回、ここに来てから頭痛や腹痛が減ってきていると母親から伝えられ、S君も頷いていた。でも、と母親は口ごもり、Sがイライラすると危ない（母親をめがけて物を投げつける暴力で、父親がいない時に限ってする）と思って、外出するようにしているといった。「お母さんは僕は登校拒否じゃないのに、登校拒否だというようなことをいってくる」とS君。S君の気持を理解しようとせず、コミュニケーションを避けている母親の姿がS君のイライラを起こさせているのではないかと思われた。「お父さんはパチンコ屋ばかり行って、僕の行きたいところへ連れて行ってくれない」と父親とのコミュニケーションを望んでいるS君の気持ちが理解できたが、母親は家業がうまくいっていないので、パチンコで稼いでいるんですと父親の立場を説明した。すると、S君は「僕は欲しい物があるのに、何も買ってくれない。お姉ちゃんばかりに優しい」といった。母親の驚く顔がみえた。家の大部分は自営業のために使われているので、S君の部屋は父親の帳簿整理の部屋と兼用である。母親と祖母との葛籐（嫁としても母親としても存在感が持てないこ

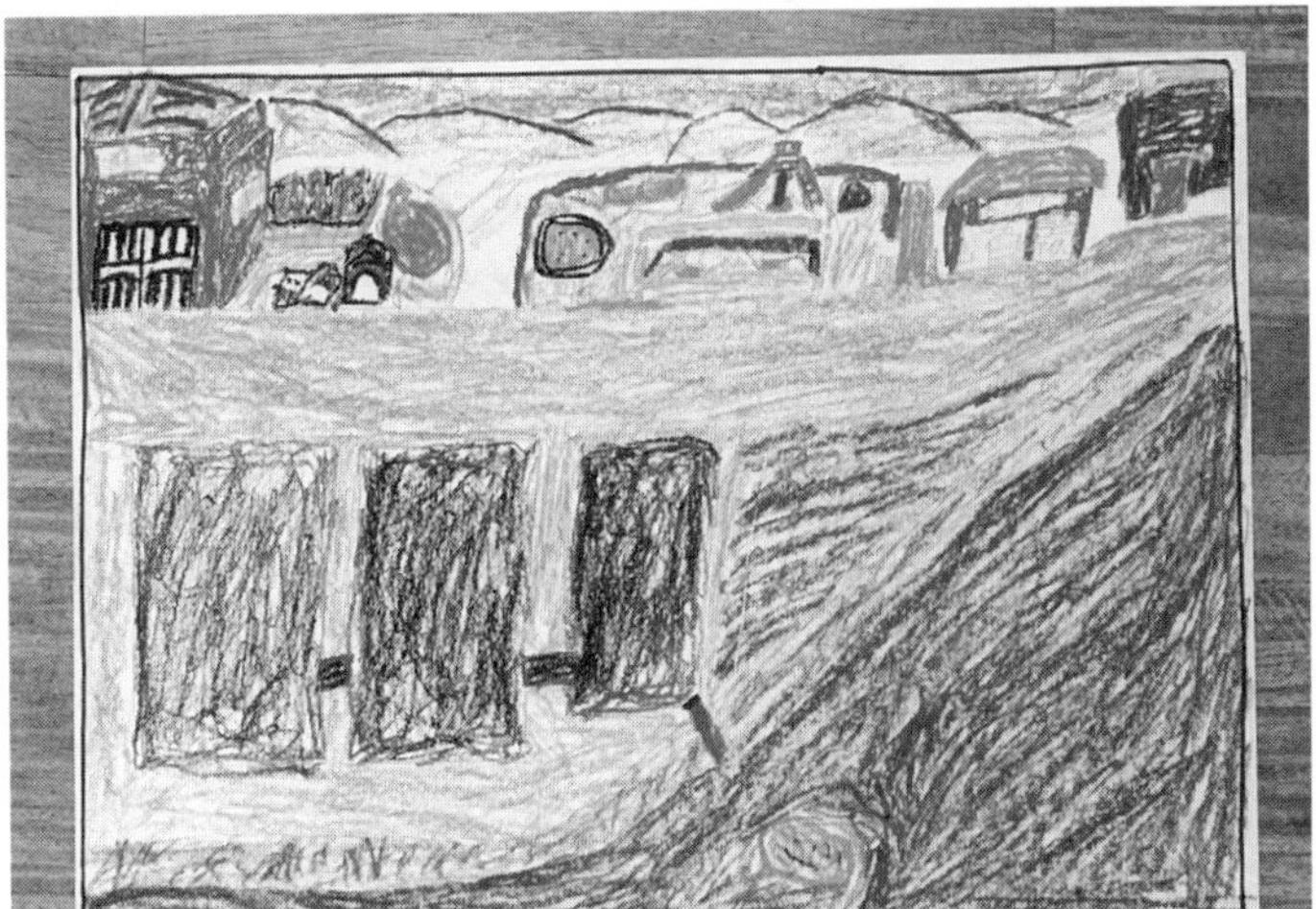

作品36

と）をかかえ、S君は母親を守ろうして症状を出さねばならなかったのであろう。コラージュ制作ではS君は中心下部に草の中に座わり、寂しそうにこちらをみている女性の存在は、母親を思慕する思いのように感じられた。そして、存在感のない両親に期待したい姿がいろいろな表現で表されていた。母親は台紙を縦に使用し、中心に貼られた吉永小百合は遠く、自分の今までをみつめ始めたのではないかと思われた。「よく生きよう」という提案は自分への励ましなのかも知れない。嫌なことは風で吹き飛ばし、洗い流してしまいたい願いが表現されていると思われた。

第三回面接（X＋一年七月X日）

「働いている人には給料をあげているのに、父親には給料が入らない」といった。〈社長は大変だね。お父さんは従業員のためにも頑張っているんだね〉というと、「最近、パチンコやってない。お母さんにパートへ行ったらというと、それは無理だという。僕はアルバイトして働いてみたい」といった。母親はS君が先月くらいから暴力を振るわなくなったといい、わがままな子だと思っていたが、ある人に積極的な子だねといわれて、Sに対する見方が変わりました。私を引っぱっていくんですと笑顔でいった。タレント会社に履歴書を出し、カメラテストに受かったことが伝えられた。そして、母親は私はこの家に嫁いで一〇年間は本当に居心地が悪かった。子どもたちの好きなように任せると、祖母から文句をいわれるし、夫は何もいってくれないし、子どももイライラしてたかも知れません。大変だったと子育てが充分にできなかった不満の苛立ちや二十三歳で見合いし、この話が壊れたら結婚できないと思って、両親に反対されたけど押し切った結婚だったと語った。

第四回面接（X＋一年八月X日）コラージュ制作（同時制作法）

S君に対し、祖父は良い学校へ行って欲しいし、スポーツもやって欲しいと思っている。父親は祖父の期待に従って生きてきた。私立中学から大学まですすみ、祖父の仕事を継いだ。〈順調にこられたんですね〉というと、昔はお金持ちだったけれど、今は仕事がうまくいっていないから……。姉に勉強を教えている姿をみた時に先生になった方が良かったんじゃないのというと、誰かに商売に向いてるといわれたといっていました〈お母さんと一諸に仕事がしたいんでしょうね〉一緒に働かないと怒ってるような態度になる。主婦が家庭の事をしっかりしていないから、仕事に疲れてしまうんだといっています。私が子どものことばかりに集中していると思ってるみたいですといった。次回はお父さんも一緒にいらして下さいとお願いをした。

コラージュ制作ではS君はぼんやりとうつ伏せでいる男の子を中心に貼り、僕はまだ子どもなんだからといっているようであった。その上では猫がどうしたのかとのぞき込み、その下ではギターを持った女性がどうしようかと考え、一人でベンチに座っている。内的には爽やかで落ち着いた様子が伺われていた。母親は台紙を縦に使用し、真ん中の四人の女性は自分の悩める姿そのもので、夫婦の冷え切った寂しさに対する、子どもたちの反発を表現しているかのようであった。寒月ありさの葉書きは筆者に宛てたものと思われた。

第Ⅱ期（父親の理解と父親とのコミュニケーションを求めて）

第五回面接（X＋一年九月X日）コラージュ制作（母子同時制作法）

保健室登校を始めた。「身長測定のために保健室にきた生徒に不登校と間違われている。保健室では勉強しているし、テストも受けた。とても疲れる」といった。〈一番良かった時を一〇〇％に例えたら、今は何％かな〉「平均五〇～六〇％。今までは二〇～三〇％」〈何％になったらいいかな〉「七〇～八〇％は欲しい」といった。プライドが高い割には、ほどほどの状態を望んでいるんだと思った。

母親はみんなに分からないように登校したいというので、祖父母には秘密にしているんです。二階から降りてくる時も、私がみ計らって大変です、いつ、祖母からSのことを聞かれるのかドキドキです。今では父親とお風呂やさんに自転車で一緒に出かけてる「野球やパチンコの話をしたりして、飲んだり、食べたりはしていない」といった。〈お父さんもあなたの事を心配してたんだね……。どうやって接したらいいのか分からなかったのかも知れないね。お父さんの協力が得られたのは、何が良かったのでしょうか〉私が長男の嫁として生きたい思いがしっかりしてきたことかも知れませんと自信なさそうにいった。〈長男の嫁としての自分の考えや態度とはどのような事でしょうかね〉と考えてみることを提案した。コラージュ制作ではS君はトムソーヤクラブ村への通行切符を真ん中に貼った。家と自分の夢を繋ぐ冒険旅行が始まる予感がする。母親の作品は明日のことなど気にせず、迷わずにそのまま行けば、今までと違う円熟した女性として花開くかも知れない期待が伝わってきた。

第六回面接（X＋一年一〇月X日）コラージュ変法

両親とS君と三人で現われた。保健室登校は休まず続いている。S君の状況に対し、父親は一生からすれば、たいした問題ではない、何とかしようとする気持ちが分からない、保健室登校もこの子が決めたことだといい、母親の驚く顔がみられた。父親のこの言葉は母親へのいたわりどころか、母親の孤立した状況が痛いほど理解できた。そこで、コラージュ変法の施行を提案した。
コラージュ変法施行中、S君と父親は終始接近しては話している姿が印象的であった。

第八回面接（X＋一年一二月X日）風景構成法（三人）
S君、母親、姉の三人で現れた。父親はお金を稼がなくちゃならないのに、どうして病院に行くんだといっている。姉が来ることで言い合いが増えてたが、一緒に来てくれたと母親。S君は「通信簿をみせろといわれたがどうしても嫌だ」というと、母親は知られてもいいと思ってるといった。S君次第だと伝えると、小学二年の時に太ってることでいじめにあったから、痩せようと食べ物を減らしている。フラフラするといった。体格は三三・九％の肥満であった。
風景構成法では川は穏やかに流れているのか、魚が一匹泳いでいる。その川は道を隔てた耕されていない七つの田んぼに注がれ、三人（母親、姉、S君）が田んぼに向かい始めている。家の庭には犬がじっと座ってこちらをみている（〈作品37〉参照）。

第十一回面接（X＋二年三月X日）コラージュ制作（母子同時制作法）

保健室のドアを叩いたり、僕の名前を呼んだりするので居心地が悪く、保健室登校できなくなった。そこで、養護教諭から校長先生に応接室登校をお願いし、許可されたが、人の行き交う声が聞こえ居心地が悪く、どうしたらいいのか分からなくなったといっていたことに対し、教育センターに行くことを提案した。教育センターを拒否していたS君だが、三月から通い始めているることが伝えられ、体格も二一・

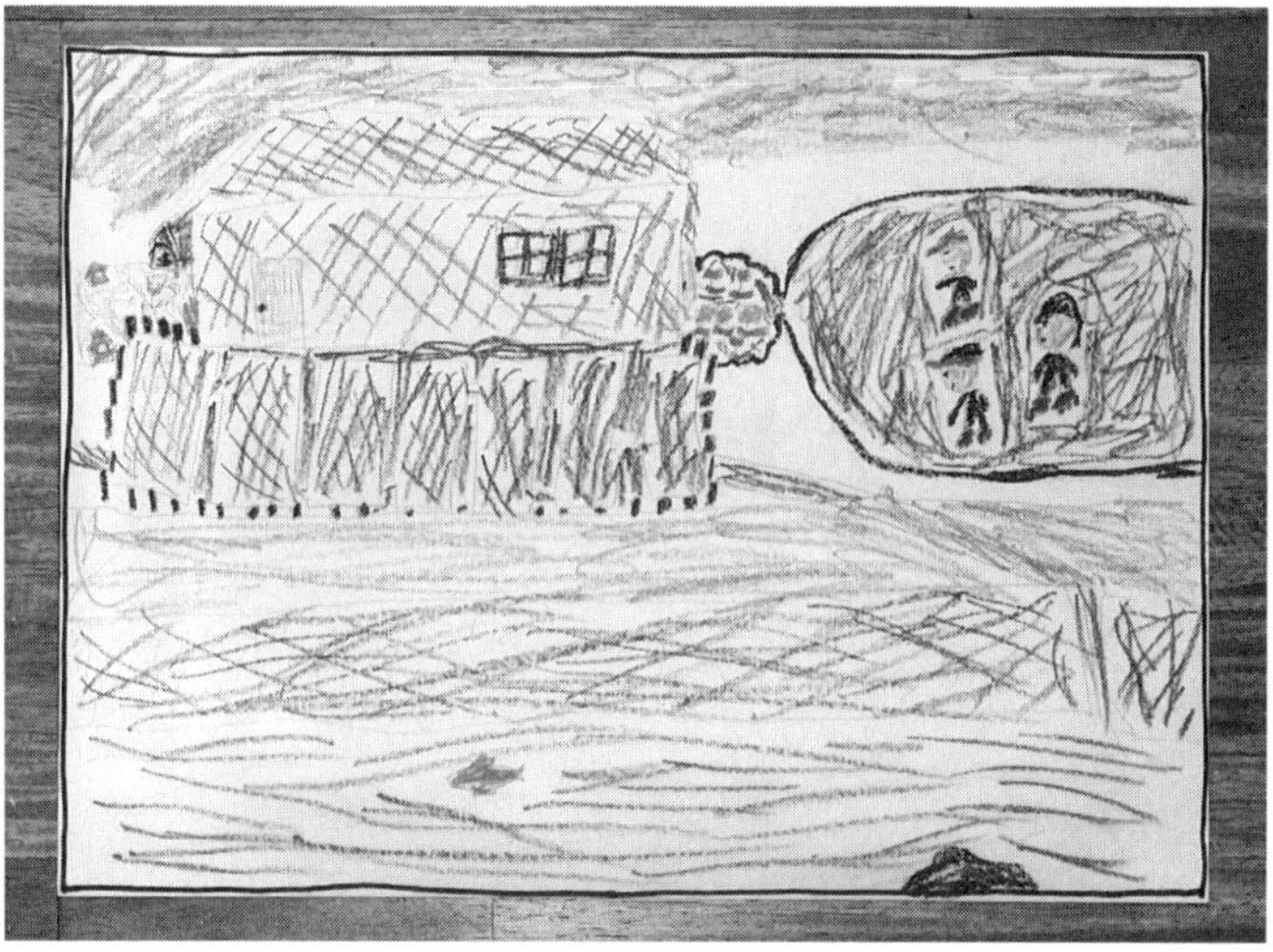

作品37

一%で、肥満度が約二〇%減少していた。夕食後は家の周囲を五周し、腹筋と腕立て伏せを三十回し、青汁を一〇〇%のリンゴジュースに混ぜて飲み、間食せずに三食を食べる生活をしているといった。五八・五kgの理想体重まで減らしたいと意志が強固であることが分かった。母親は祖母にS君のことを話したら、何もいわれなくなったといった。〈悩んでいたのは何だったのでしょうかね……。話せて良かったですね〉と伝えた。

コラージュ制作ではS君は世にも楽しいダイエットの本が今の心境を物語っていた。お酒のシール、ゴルフクラブ、オードトワレなど大人の雰囲気が感じられる。みんなで仲良くしたいが、太っていては見にくく、それでは参加できないといっている。美しく、形ある姿を求めている。母親は横顔の女性を大きく貼った。人をつなぐ橋のメッセージは、ここまでこれた思いを振り返り、感謝された気がした。

第十二回面接(X+二年四月X日)コラージュ変法

体格は八・六%と肥満度が正常となっていた。S君は高校受験で頭が一杯だといい、お父さんは勤務してるよりも自宅で仕事してる方がいいみたいと、以前に母親がいってたことの答えを出していた。父親とのコミュニケーションを通じ、観察した結果だったのだろう。父親を認め、理解ができたことを表していた。そして、ちょっと恥ずかしいけれど、今はミニヨンクに凝ってるといい、私立中学に合格した友達を誘って買い物に行った。欲しい物を探して買うのはとても楽しいといった。

第Ⅲ期（母親の受け入れと自己の成長をめざして）

第十四回面接（X＋二年七月X日）コラージュ制作（母子同時制作法）

こんなに早く良くなるとは思ってもみなかったと母親。S君は今は少しでも勉強したいといい、昼間の学校へ行きたいと希望がいえるまでになっていた。〈以前より強くなれたのかな……〉「デブという悪口をいわれなくなったし、太ってることで内気だったけど、今はそうではなくなったし、痩せられた事が大きいかも知れない」といった。〈自信ついたね〉「三〇％～七〇％になった。いじめも僕だけじゃないし……」といった。体格は〇・八％と肥満度は正常であった。

コラージュ制作ではS君はヤッターという嬉しい気持ちで、走りそうな、飛び立てそうな予感を感じている。母親は台紙を縦に使用し、S君と同じ位置に花火と船の祭りで気も高鳴る楽しい気持ちが感じられていた。相互作用がみられていた。

第十六回面接（X＋二年九月X日）風景構成法
教育センターのもめごと（いじめ）に少々うんざりだといった。どうしようか迷っていたが、教育センターの体験学習（他県）に行ってきた。教育センターの先生のすすめてくれる高校は自分の行きたい高校ではないといい、どうしても昼間の高校に行きたいんだといった。受験が終わる三月まで面接を延期した。
風景構成法では山頂が描かれておらず、越えられない思いなのであろう。年配の男性が二人、畑を耕している一人に、もう一人が声をかけている。ようやっと畑は耕せる状態になり、犬は家から出て散歩している。川幅も道幅も広く、ゆったりとしている（〈作品38〉参照）。
第十七回面接（X＋三年三月X日）風景構成法、コラージュ制作（自主的制作法）
受験した三つの高校の全てに合格したが、家の都合で都立高校に決めた。卒業式は出なかったから、卒業証書は校長室でもらった。体格はマイナス一・四％の肥満度であった。母親は主人に家の仕事を手伝うか、外で働くかを決めるようにいわれたが、どちらもしたくない、今のままでいたいといった。〈確か、嫁として の生き方を決められたのでしたよね……。嫁の立場としてはどうしたら良いのでしょうかね〉というと、そうでしたね。家で仕事をする事に決めますといった。

〈みなさんそれぞれが相手に気を使いすぎて、何もいわないでいる真面目な家族の集団だったんですね〉とリフレームして終了した。

S君の風景構成法では畑には苗が成長し始め、花壇には花が咲き、自己の成長への兆しが受け取れる。しかし、家に対する怒りの気持ちは内在しているものの、やりたいことが沢山あり、自分のことを考えていくだけでも精一杯なんだといっているようである（〈作品39〉参照）。コラージュ制作では天にも昇る気持ち、子どものような天真爛漫

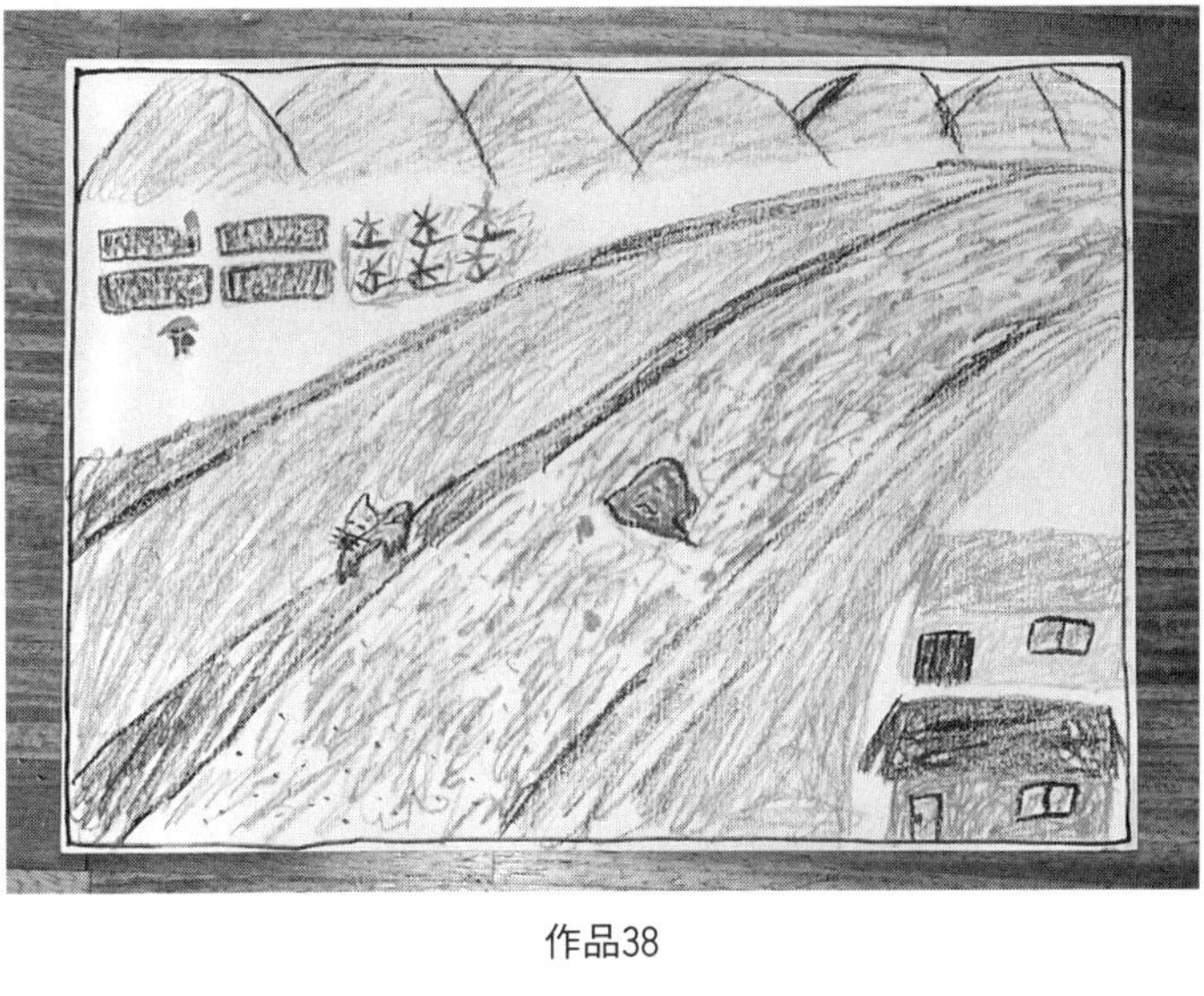

作品38

な様子が表現されているようである。

考察：母親のおどおどした自信のない様子は、体格（女性としては大柄な立派な体型であった）からは想像できなかった。面接を重ねていくうちに、家の中での自分の立場を自らが閉ざし、曖昧な状態にしたままで生きてきたように感じられた。この曖昧な家族集団は、S君や姉の将来をも曖昧で、危うい状態にしかねない危機的状況にあったと思われ、子どもたちが母親の人生を救おうとしたのであっ

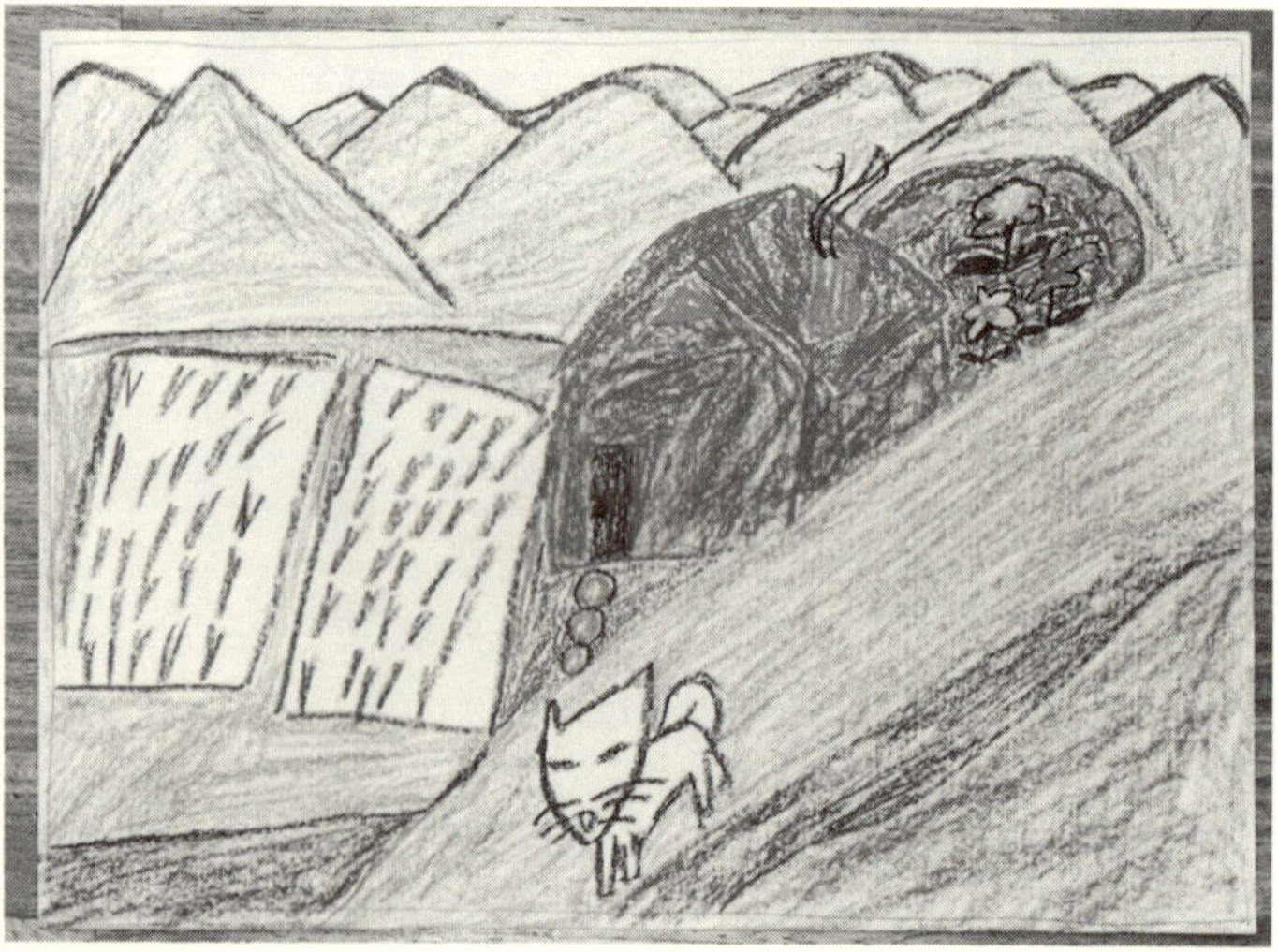

作品39

た。それは姉の不登校から始まった。しかし、夫がS君が学校に行かないことに対して、長い人生からみれば、たいした問題じゃないといっていることから、姉の不登校では家族は動かなかった。それ故、S君は身体症状でもってこの危機に対処しようとしたのであろう。S君の不登校は母親の人生、すなわち夫婦の危機を救うためのものであって、そうでなければS君自身が母親と同じような曖昧な人生をおくることになるであろうという人生の課題に直面していたのであった。面接の中で母親は結婚に至った自分を素直に思い出し、農家に生まれた自分だが農家に嫁ぎたくなかった。ここから飛び出したかった。そのためには農業ではない男性との結婚だった。この母親は白馬の王子の現れるのを待っていたのであった。他力本願の人生の出発は、嫁いだ家でも他力本願の人生であった。王子に望みをかけていたのに、嫁いでみたら自分の描いた理想とはほど遠かったというわけである。自営業に嫁いだのであるから、家族の一員としては自営の手伝いをするのが当然であると祖父母も夫も思っていたはずである。思っていなかったのは母親自身で、家族の一員としての自分の存在を知らせる努力どころか、理想と現実の狭間の中でもがき、もがけばもがくほどに祖父母や夫との距離が遠くなってしまったのであろう。そのことは、長女が祖母に取られてしまい困惑したという母親の話は、祖母からみれば自営を手伝えるようにとの計らいであって、子どもを取ったわけではないとも考えられる。また、S君が学校に行けないでいることを祖父母に知られてはいけない（S君も知られないことを望んでいたが）と隠していることも、同じ家に住んでいる状況から考えると不自然なことである。〈伝えてみたら如何でしょうか、案外かも知れません〉との筆者の言葉から、母親は学校に行けていないことを祖母に伝えたところ、それからの祖母はS君に何もいわなくなったという。母親自らが祖父母との関係性を遠ざけ、子どもや夫との距離を縮め、四人の家族を理想として生きてきたのであろう。では、何故、このような思い違いが生じてしまったのであろうか。

この家族には言葉で伝えるというコミュニケーションが不足し、さらに夫も橋渡しとしての役割を担えなかったことも大きな原因であろうと思われる。自営業の不信にも関わらず、母親は蚊帳の外にいるようではと祖父母も夫もS君も思っていたに違いない。S君が母親に家で働くのが嫌ならば、外へ働きに出たらいいといっていた言葉や夫から外で働いたらいいという言葉からもうなずける。しかし、母親は今は子どものことが大事だからといい、働きに出る意志のないことが分かった。筆者の〈いつまでも夢の中にはいられません。あなたは母親として生きたいのですか?妻として生きたいのですか?嫁として生きたいのですか?次回までに考えてきて下さい〉との提案から、母親は嫁として生きたいと思っていることが伝えられ、家業を手伝うことへと繋げられた。このような母親のこころの動きは、S君の母親が曖昧にしか生きてこられなかった思いを理解し、父親へのコミュニケーションとしての役割を果たし続け、祖父母を含めた家族の和解とまとまりを期待するのと同時に、祖父母や父親に対し、自分と父親は違う人間であるということも知らせたかったのであろう。

現在、S君は大学に合格し、通学している知らせを受け取った。

もう一度、S君の風景構成法を㈠犬（家）㈡田んぼ㈢山の三つの観点から捉え、S君の経過をみてみることにしよう。

〈作品36〉:㈠左上の隅に描かれている。灯籠のある池を持った古めかしい家で、花壇には色のない花が植わっている。また、犬は犬小屋の前でうつ伏せで何を眺めているのか?犬のいない家が右上にも描かれている。

㈡左真ん中に大きく三つ描かれ、水田のようで川から水が引かれ、未開墾の状態である。

㈢左上の家の後ろの山は枠ぎりぎりに、誇張され（屋根ともみえるが）て描かれ、家と自分の両方の願望の困難さが伺える。

〈作品37〉：㈠中心から左上にかけ、前回よりも大きく描かれている。池はなくなり、灯籠が二つ、犬は犬小屋の前で座わり、何かの物音に聞き耳を立てているのか？花壇には花が咲いている。

㈡家の前に七つの田んぼが描かれ、前回と同様に川から水が引かれ、未開墾の状態である。

㈢家の後ろの山は前回ほどではないが、枠ぎりぎりに描かれ、大変さが理解できる。

〈作品38〉：㈠左下に家が二つ描かれている。家には庭がなくなり、同時に犬と犬小屋もみえなくなった。犬は川の向こう側の道を歩いている。

㈡田んぼは道路の向こう側で左上に描かれ、田んぼを耕す人と訪ねてきた人が描かれ、何か話し合っている様子である。

㈢山は山頂が描かれず、S君の大変さが理解できる。

〈作品39〉：㈠家は真ん中に大きく描かれ、花壇には見事な花が開いている。しかし、家の屋根は赤く、煙突からは煙がでるなど、まだ、怒りとその貯まった怒りを吐き出す様子が伺える。家の生活事情から入学したい高校に行けないことの怒りなのか？犬は大きく台紙の中央下部に描かれ、家から外へと、家以外のところでの関係から自己の成長を期待する様子が伺われる。

(二)田んぼは左に大きく二つ描かれ、稲穂の実りを待つ状態である。

(三)連山の山頂はクッキリ枠内に描かれ、スッキリした感じがする。

第四節　外食すると吐き気がすると訴える分裂病圏の男性

O君（二十八歳、無職の男性）

診　断：(一)精神発達遅滞
(二)分裂病圏
(三)神経性嘔吐症
(四)慢性腎炎の既往
(五)B型肝炎の既往

主　訴：外食すると、吐き気がして食べられない

発達歴：特記すべきことなし

家族歴：父親（会社員、五十四歳）、母親（パート勤務、五十四歳）、弟（会社員、二十四歳）、妹（会社員、二十二歳）とO君の五人家族

既往歴：慢性腎炎、B型肝炎

現病歴：高校の修学旅行の時、急に昼食が食べれなくなり、以後、外で食事すると吐き気がし、食べれなくなり、食べ物を考えただけでも吐き気がし、吐いてしまう状態が続いている。また、時々、夜中に顔が変わり、包丁を持って家を飛び出すなどの暴走が生じていたことから、K神経科クリニックで受診し、内服薬処方され服用を続けている。服用後からは暴走の症状は消失している。しかし、嘔吐は改善したが吐き気は続いているとのことである。高校卒業後、大学受験を試みたが失敗し、勉強も好きでなかったので近所のクリーニング店で一年間働いた。息子が帰ってきたので余分な人はいらないとのことで辞めることになった。その後、自動車工場に一年間勤めた。自分にとってはいい仕事だったけど炎天下や雪の中で仕事をするので、慢性腎炎やB型肝炎であるし、無理したくなかった。それで、カバン製造の工場に勤めた。一年半ほど働いたけど納期に期限があるので、みんなと同じに早くできないし、人と話しながら

できないので夜の一〇時頃まで仕事をすることになってしまう。とても疲れたので辞めた。

治療経過：

第Ⅰ期（自分を語り表現できるまで）

第一回面接（X年三月X日）：コラージュ制作（自主的制作法）

礼儀正しいが、年齢よりも幼くみえた。自分は人に仕事を頼まれたら断れず、夜も徹して完成させるので疲れてしまうといった。そして、仕事をしながら喋ることが同時に出来ないので、人から離れて仕事をすることが多い。なかなか友達ができないといった。〈両親に、あなたのことを聞いたらどういうかしらね？〉「育てやすかったという思います。女の子の服を着て、髪にリボンをさせられていたので女の子と間違われていた。今では早く女を作れといってる」といって笑った。〈良い状態を十点とすると、現在は何点ですか？〉「二点です」〈何点になればいいですか？〉「七点です」〈どうしたら五点が取れますか？〉「食べることです」といった。

コラージュ制作では、台紙一面を雪山の切り抜きで貼り、世の中の厳しさを表現しているようであった。しかし、自分はそんな世の中とは別の世界で、楽しく遊びたいんだといっているようであった（〈作品40〉参照）。

第三回面接（X年五月X日）：コラージュ制作（自主的制作法）

朝はゆっくりと起き、自分で好きな物を作ったり、残り物を食べたりとかってにしている。夜は好きな音楽を聴いたり、スポーツ番組をみたりと一人で自分の好きな事をしている。一人が好きだといった。両親は何もいわない。〈喧嘩したり、怒ったり、泣いたりすることはないの？〉「あるけど、イライラしても自分を抑えてしまうから」〈子どもの頃はどんな子だったのかなあ？〉「小学生の頃は大事な所にはマーカーで印を付けたり、字の色を変えたりと几帳面だった。中学生の時はちょっかいされるとカーッとなり、殴ったりした。そんな僕の事は親も知らないと思う。その反動だと思うけど、高校生の時には自分を抑えた生活をしていた。

コラージュ制作では、楽しそうな声が聞こえる。何をしているのかなあ……と、家から外へと出てみると、温泉リゾートに突き当たった。筆者との出会いを表現しているように思えた（〈作品41〉参照）。

第六回面接（X年七月X日）：コラージュ制作（自主的制作法）

ヘアスタイルが夏らしくなった。胸のあたりがつっかえているような気がするので、トイレで吐こうとしたが胃液しかでなかった。〈もし、夜中に奇跡がおきて、朝おきたら、この症状がなくなっていたとしたら、何が起こったのだと思いますか？〉「仕事をしていると思う」と答え、O君のこの症状が続く限り、仕事は出来ない。仕事をしないでもすんでいる理由が成り立つと思われた。また、慢性疾患のある自分は身体を使うような仕事は無理だというメッセージも表現されているようでもあった。

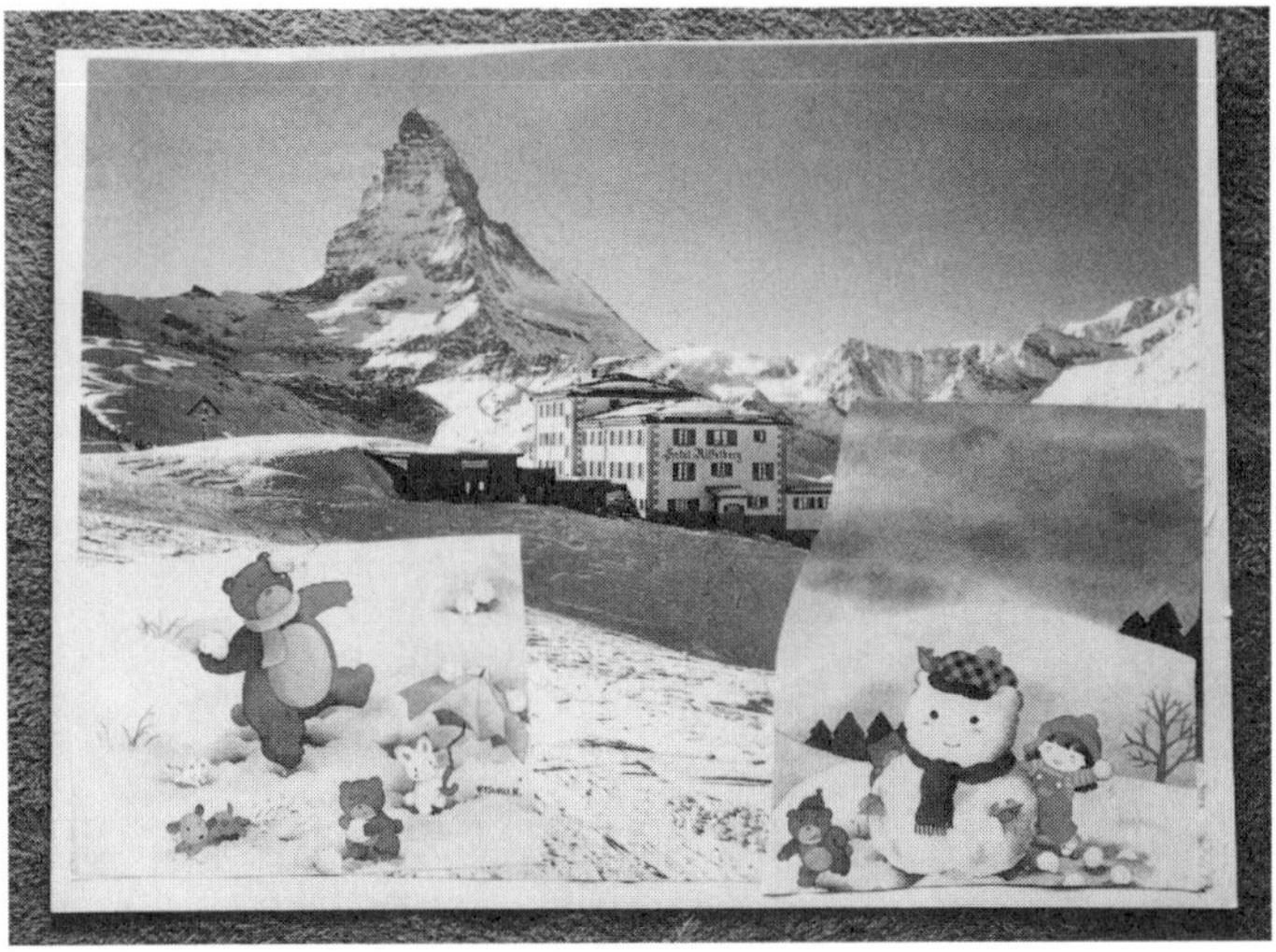

作品40

身動きできないでいる状況が伺えた。そんなO君に、〈今、あなたは二十八歳だけど、精神年齢は何歳くらいだと思う?〉「十歳くらいです」〈十歳の頃のどんな事を覚えてる?〉「父はお酒を飲むとしつこくなるので、言い合いになってしまう。僕も弟も、父から叱られたり、殴られたりした。怒ると凄かった。父も子どもの頃に厳しく育てられ、父親から殴られたこともあるみたいです」といった。コラージュ制作では、大型の船がゆっくりと動き出し、眠りから覚めた海亀ものっそりと泳ぎだし

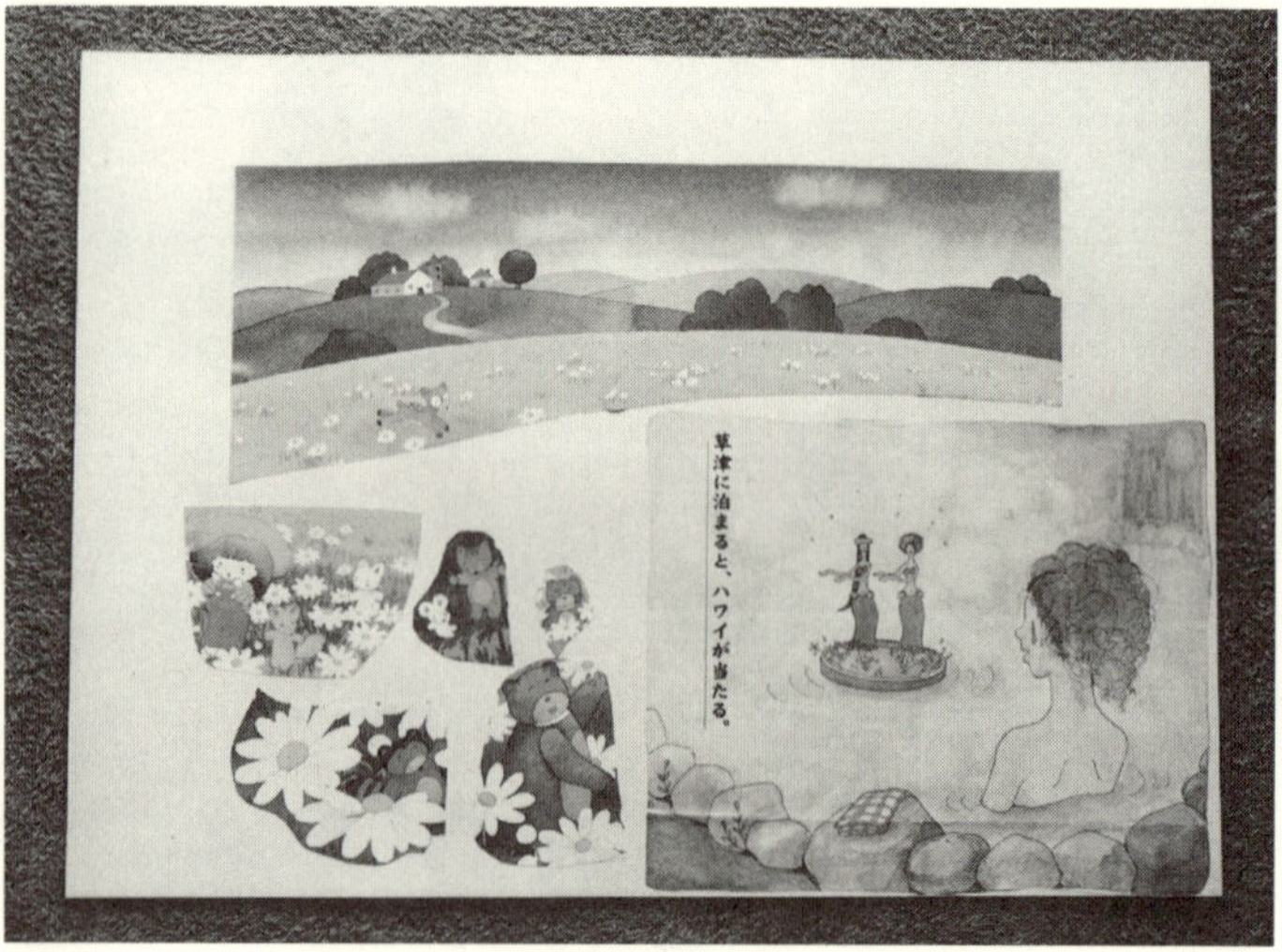

作品41

始めた。そろそろ動きたいのだろうか？だが、のんびりしたい気分には変わりはないとでもいいたいのだろう（〈作品42〉参照）。

第八回面接（X年一〇月X日：コラージュ制作（自主的制作法）〈一八年間の人生の中で一番に嫌な思い出というと何だろうね？〉「三歳の頃に父に怒鳴られて、殴られたこと。だから、男性の大声を聞いたり、やり合うような声を聞いただけでもビビッとして気持ち悪くなる。今でも、父は友達と喧嘩しているわけでもないのに、大声で話を

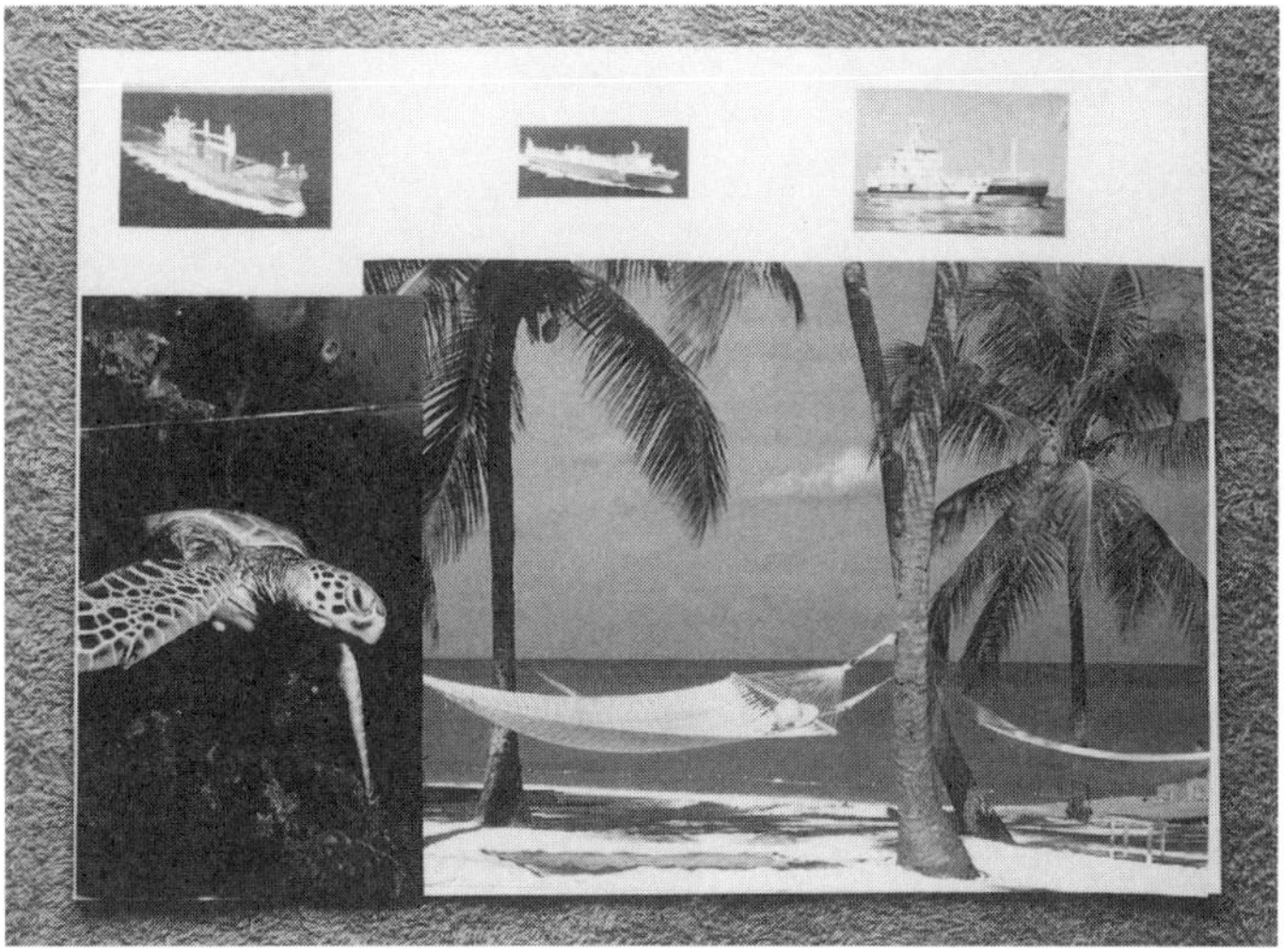

作品42

するので嫌な気分になる」といった。〈父親や男性の大声を聞くと、三歳の時の体験が思い出されて嫌な気分になるんだね……〉というと、驚いた表情をしてじっとこちらを正視した。

コラージュ制作では、誰がキューピッドになってくれるのか?自分はおみやげを用意して待ってるんだと爽やかな雰囲気を演出しようとしている（〈作品43〉参照）。

第十回面接（X年一二月X日）

コラージュ制作(自主的制作法)

前回、大好きだというほていの歌詞を、約束通り、レポート用

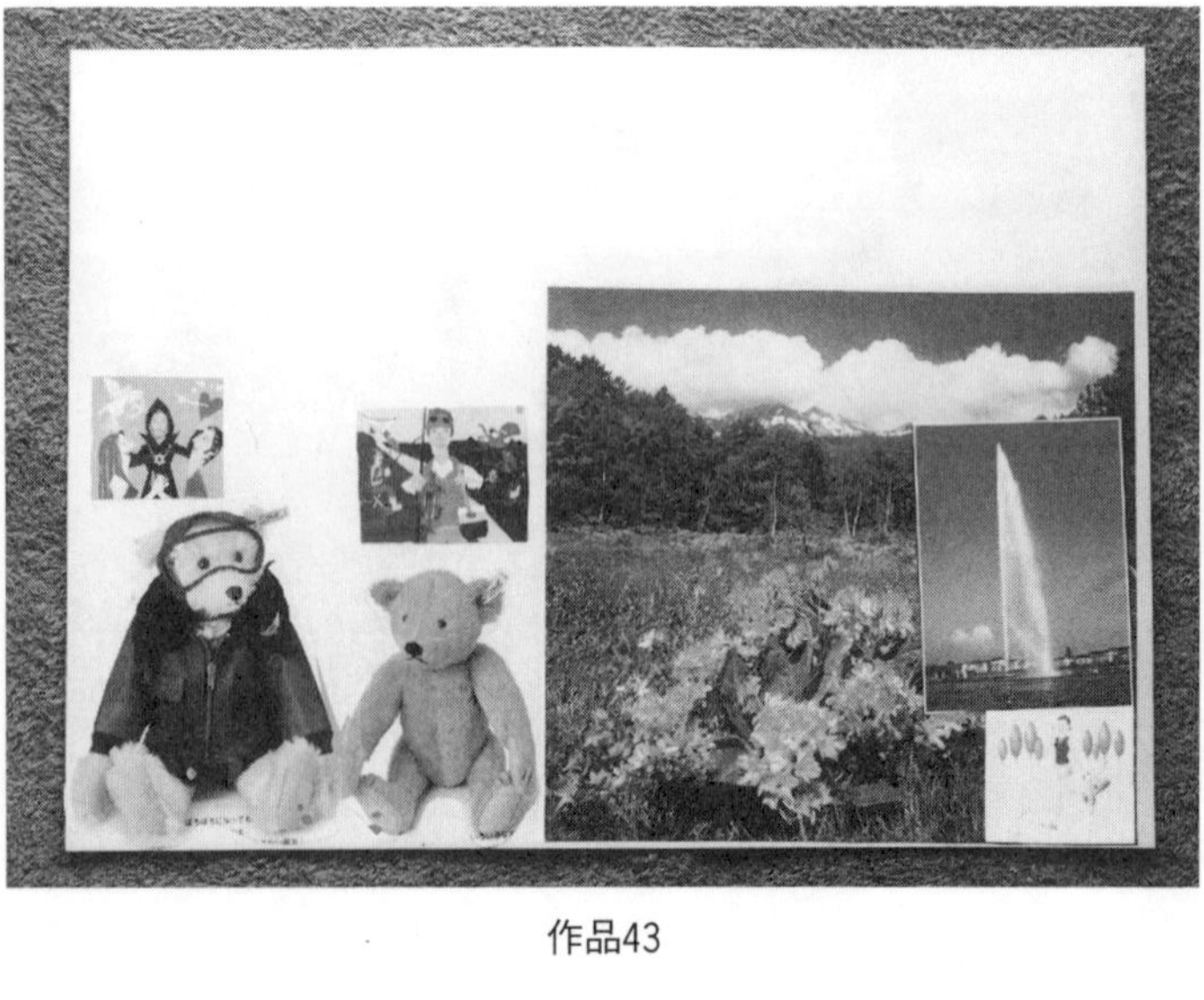

作品43

紙に五編書いて持ってきた。最初のページに書いてあった〝change yourself〟の詩を声をだして読み始めた。自分を変えたいのだと思い、〈変わりたいんだね？〉「うん」と頷いた。〈マニュアル通りの人生って？〉「高校を卒業して、就職して平凡に生きること」といった。〈今すぐ捨ててといってるけど、捨てたの？〉「うん。疲れたし、それに見合ったお金も入らないし」〈夢をみるなら、叶えてみる。夢があるなら、何も恐くない。夢だけみつめて歩いていこう〉とあるけれど、あなたの夢って何？〉「結婚すること」といった。〈傷だらけの翼を広げて、さあ勇気を出して、羽ばたいてごらん、きっと飛べるはず、永遠の彼方へ。飛びたいんだね？〉「飛びたい。このままじゃいけないと思う。早く、吐かないで、外に出れればいい」といった。〈どうすればいいのかな？〉「アルバイト雑誌でアルバイト捜してみたい」と意欲的にいった。ライブではみんなと一緒に片手を挙げて、オーオーといってると嬉しそうに笑った。

コラージュ制作では、楽しそうな気分も高揚し、夢見心地でいるが二十一世紀は期待しないで欲しい。僕は未だ寝ているからとでもいいたそう（〈作品44〉参照）。

第十四回面接（X＋一年四月X日）風景構成法

今までも友達と食事に行ったり、家族と旅行に行ったりはしていたが、時々は気持ちが悪くなったと胸の辺りを手で押さえた。そして、食事するという嫌な状況を思い出すだけでも気持ちが悪くなるといっていたが、相手と何を話したらいいのか分からない、話題が出せないために、会話が進まずコミュニケーション不足になってしまうことが理解された。それにしても、時々、恐い目で筆者の顔をじっと見たり、歯をギリギリと左右に動かすのはなぜなのだろうか？

風景構成法では、風景が構成されていなかった。中心に大きな山と一本の木が立っている。望

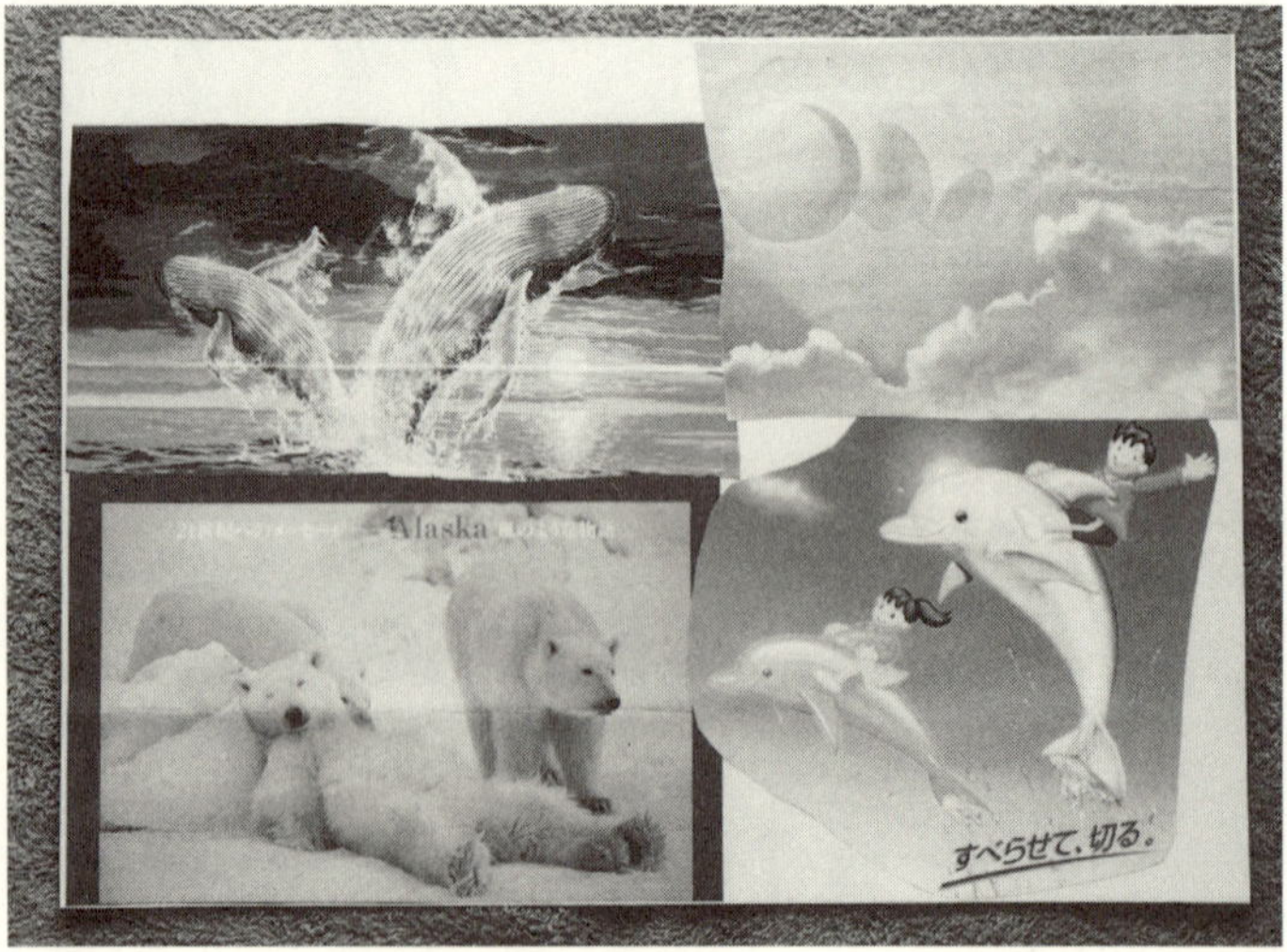

作品44

み は高く、その望みを達成するのは大変な困難を要し、自分自身でも不安定さを感じている。家に対する怒りが描かれているように思えた。

第Ⅱ期（遅れた青春を取り戻すまで）

第十六回面接（X＋一年六月X日）コラージュ制作（自主的制作法）

子どもっぽい顔で現れた。母親が先週吐き気とめまいで倒れ、救急車で大学病院に運ばれ、入院したといった。食事の仕度は自分がしているといった。〈お母さんにとって、あなたが就職していないで家にいることは良かったわけで、安心して養生が出来るというものですね。また、お父さんもあなたにお母さんを任せ、安心して会社へ行けるわけだし、あなたが仕事をしていないことは幸いだったわけだね〉というと、いぶかしそうな顔をした。〈あなたにとって、今回のお母さんの病気は何らかの変化を与えることになるかも知れませんね〉というと、「自分で考え、自分で行動し、自分で決めれるといい」と言い、仕事をしていくためにも体力をつけなくてはと思い、筋力トレーニングを始めたことが告げられた。〈もう暫く、このまま食事の仕度を続けて下さい〉といった。

コラージュ制作では、こんな女性がいいなあと結婚願望が表現されているようであった（〈作品45〉参照）。

第十七回面接（X＋一年七月X日）コラージュ制作（自主的制作法）

お母さんが回復し、食事の仕度を免れたがたまに食事を作っている事が報告された。両親から良く食べるなあといわれているといったので、〈気持ち悪くて食べるのが大変だったO君に、そういう事をいうのは変だね〉というと、「別に何とも思わない。思ったとしても黙っている。」といった。〈無口なのか、面倒くさいのかなあ……〉というと、「父親似かも知れない。

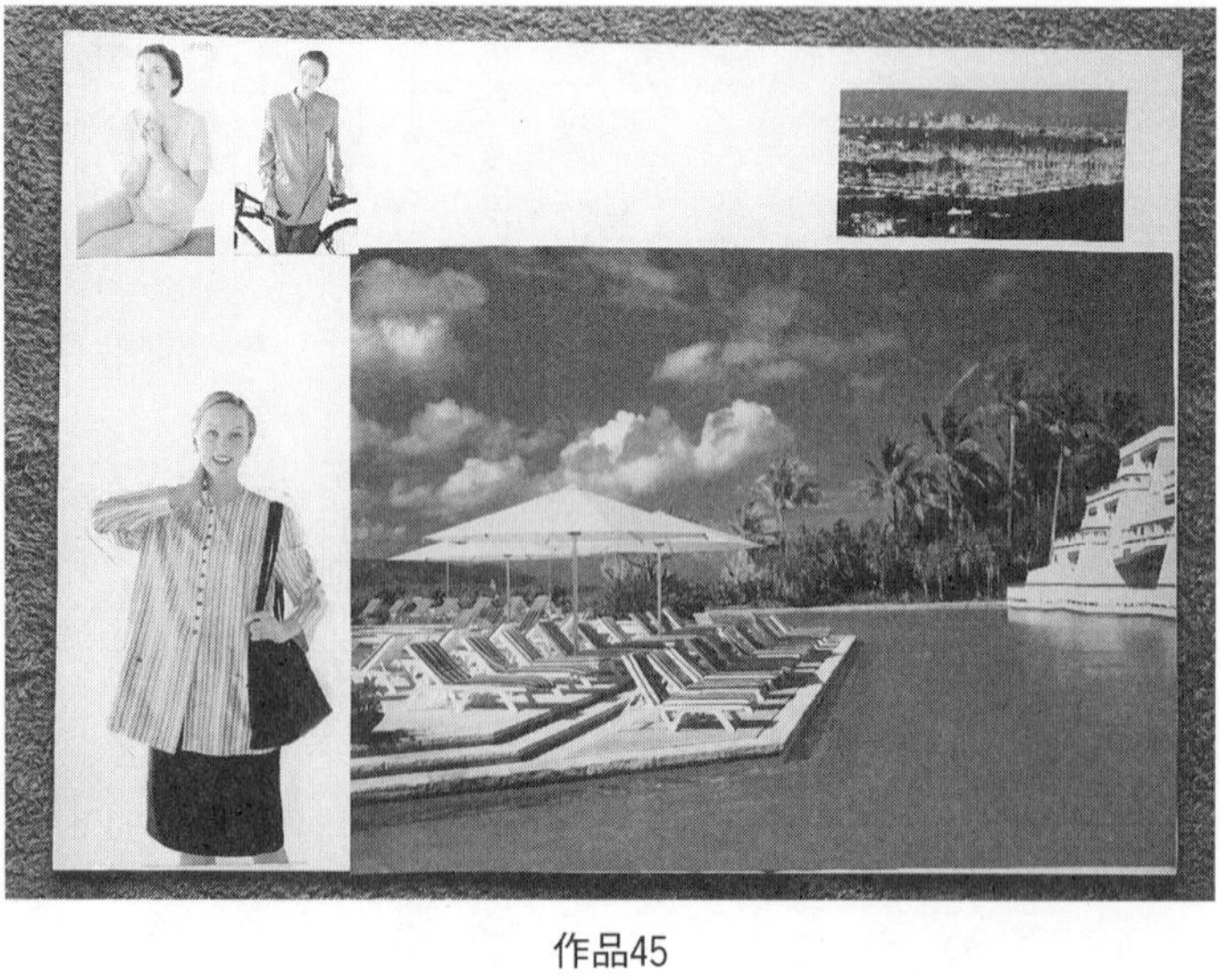

作品45

怒りっぽいところなんか。父親に勉強教えてもらって分からない時によく殴られた。勉強できなかったから仕方ないかもしれない。小学校から成績が悪く、中学に入学してからは塾へ行ったり家庭教師について勉強した。どうしても高校に入学したかった、担任の先生からは高校には入れないといわれていたんだけど……。本当は大学に行きたかったけど、家庭教師に断られた」といった。時々、質問にズレが生じることがあったが、今回も少しズレていたように思う。理解が悪いのではないかと思われた。〈頑張ってきたんだね……〉というと、「うん」と明るく頷いた。〈コミュニケーションの下手なO君だが友人から誘われているじゃないか〉というと、うん、うんと頷き、それっていいね、いいじゃないかなどの言葉かけがかえって幸いしているように思えた。今はいろいろなことをやってみたい。そうしてるうちにいい仕事がみつかるといいと思うといった。

コラージュ制作では、自由に動き回りたいし、すてきな女性と出会って、車で出かけたいなあと思っている。バギーの赤ちゃんに母親がミルクを作ってあげたいがお湯がないと慌てている切り抜きは、彼の気持ちを表していると思われ、現実の状況では無理と理解しているようにも思える（〈作品46〉参照）。

考察：O君の誕生は、両親にとってどのような意味があったのであろうか。なぜなら、O君は男の子に生まれたにも関わらず、女の子のように育てられるなど、性の危機的状況にさらされていたからである。男性としての性の受容が、未だに達成されていない状況が伺われ、その混沌とした精神内界はヒステリーとも思える状況を生じさせているのではないかと思われる。一方、O君は精神発達遅滞でもある。そのことはO君自身が勉強ができないし、好きでもない、成績も二〜三の評価ばかりだといっ

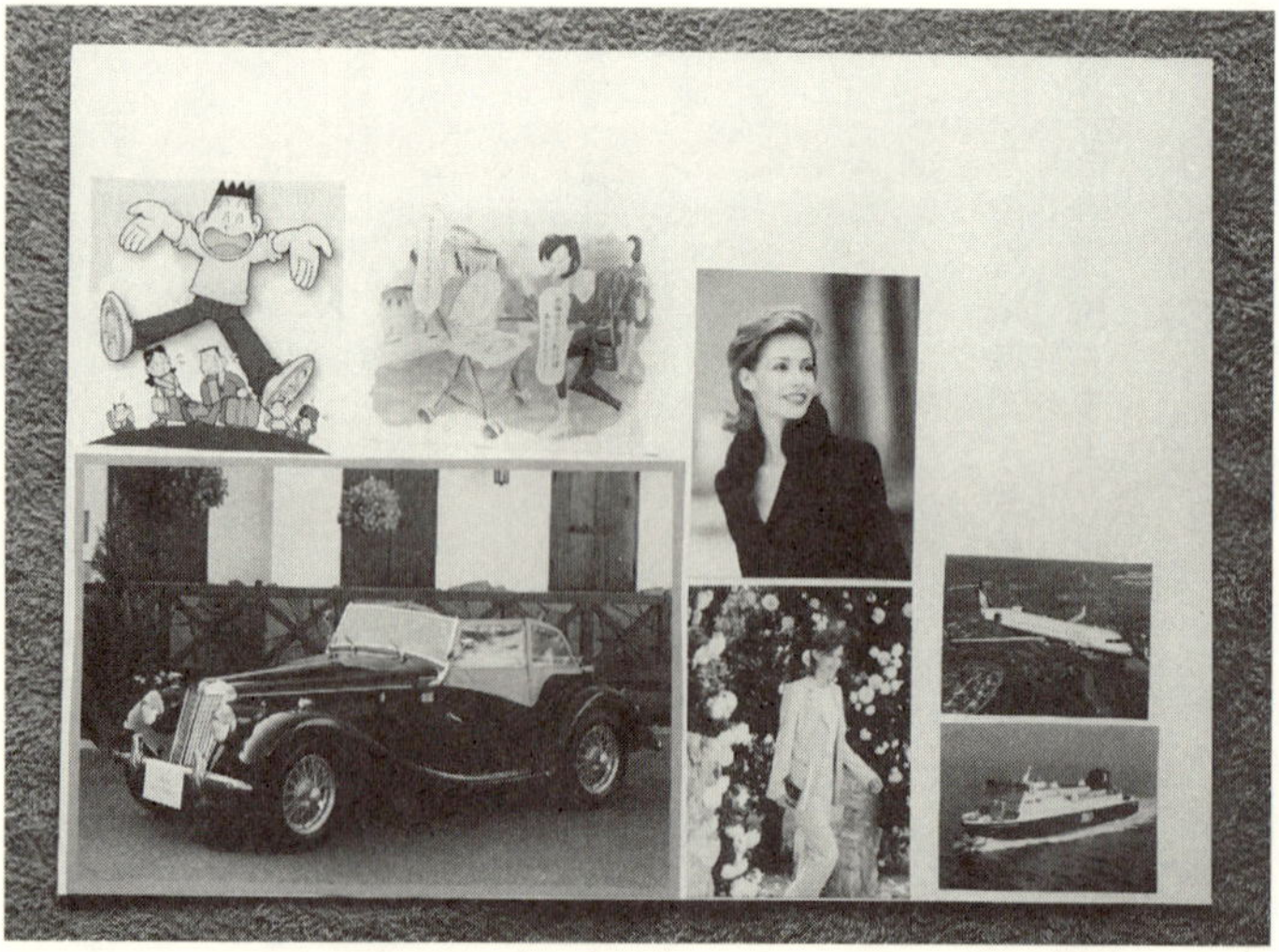

作品46

てることからも理解できる。両親はO君の事が分かっていなかったようで、父親はO君に勉強を教え、分からなかったり、できなかったりした時などには大声で怒鳴り、殴ったりしたという精神的・身体的暴力行為を行っていたのである。O君の二八年間における嫌な思い出は、父親からの暴力的行為だと話していることからも、未だに父親を許していない状況が考えられる。勉強ができなかったのだから仕方がないと常に自分を抑圧し、自分を否定してこなければならなかったO君の二八年間は、男性として生ききれず、思春期を充分に全うしてこなかったなさけなさと悔しさの塊でもある。一方で男らしさの足りない自分がいて、それゆえ父親からの暴力的行為の結果、自らの男性としての性からの畏避行為として、自らの身体を傷つけるという行動を生み出す（小児期から慢性疾患に罹患《りかん》し、治療を受けていたということは両親の最も心配に値するものであり、一人では生きれないから見捨てないでというメッセージも含まれているか）という内向的方向へと追い込んでいったものと思われる。その契機の一つには、修学旅行という団体旅行へ参加し、現実と直面させられたことから生じた混乱によるものと思われる。すなわち、現実の状況が認められない、認めたくないという葛藤は、二八年間のつらさと悔しさの塊として、吐き気や嘔吐の症状で現れたと推察される。現在、O君は医師や筆者との良い関係性を通じ、散発的な吐き気症状で落ち着いている。今後、O君が本来の性を取り戻すことで充実した人生を実現するには、父親との関係修復が必要であろうし、自己実現に向けての自己洞察も必要であろう。父親との関係修復という意味では、O君にエンプティ・チェアーを試みようとしたが拒否された。その段階には到っていなかったのであろうが、O君の反動形成はレベルの深さをも象徴している。家族面接を行える方向性で考えていきたい。

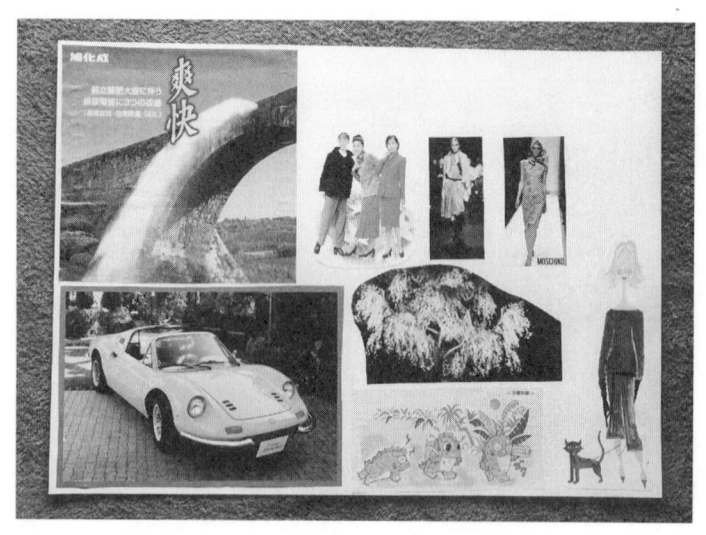

作品47

ところで、コラージュ表現では女性・子どもの切り抜きが貼られていることが比較的多く（上記の〈作品45、46〉以外にも四枚の作品を残している）、未熟やヒステリー傾向が予測できるのではないかと考えられる（〈作品47〉参照）。また、切り抜きの枚数が平均五枚と少なく、貼り方も台紙一面に大きな切り抜きを貼る場合と台紙の上の部分を余白で残し貼っていく場合の二通りであった。精神的に満たされない思いやそれによるうつ的状態なども読み取れる。

第四章
芸術カウンセリングの今後の展望

ここまでは「芸術療法」ないしは、「芸術カウンセリング」全般について述べてきた。この基礎的な知識をふまえ、よりいっそうの研究へと受け継がれていくことを期待したいと願っている。

第一節　芸術カウンセリングの現状と課題

筆者はすでに芸術療法を併用して行う心理療法を芸術カウンセリングと称すると定義したことは述べた。芸術療法の学会は一九六九年に誕生しているから、約三二年が経過した事になる。その間のあゆみは精神医学（精神分裂病やうつ病などの神経症・心身医学・作業療法など）との関わりの中で研究・発展し、多くの分化した治療をも生み出す事になった。また、河合隼雄が日本に導入し、全国に広がっていった箱庭療法も大きな影響を与えてきた。すなわち、箱庭・描画・絵画・コラージュ・ダンス・心理劇・陶芸・俳句・連句・物語・音楽・陶芸などである。これら一つ一つは異なった治療的アプローチであるにも関わらず、「芸術」という一つのまとまりの中に置かれ、各々が専門分化した芸術療法という問題を抱えさせられている。そこに「芸術」ないしは、「芸術療法」や「芸術カウンセリング」という単位でみることの難しさがあるようにも思える。しかし、自分の専門とする芸術的手段を用いた治療や研究・努力の積み重ねによって、「芸術療法」・「芸術カウンセリング」の発展に貢献しているのも事実である。それは「芸術療法」を愛する治療者や研究者によって支えられているからである。

ところで、ここに各々の芸術療法が精神医学や心理学とどのように関連しているかを表したものがある（〈図13〉参照）。

この図は芸術療法がいかに多くの領域と関連しているのかを示したものである。すなわち、互いが相互に関連し、繋がっている事を表している。例えば、表現精神病理学を取り上げてみよう。表現精神病理学とは精神分裂病などの精神疾患やうつ病などの神経症患者などが表現した絵画・描画・粘土などの作品を通じ、その病理との関連や治療への情報を得ようとするのである。しかし、最近では表現病理学ないしは、表現療

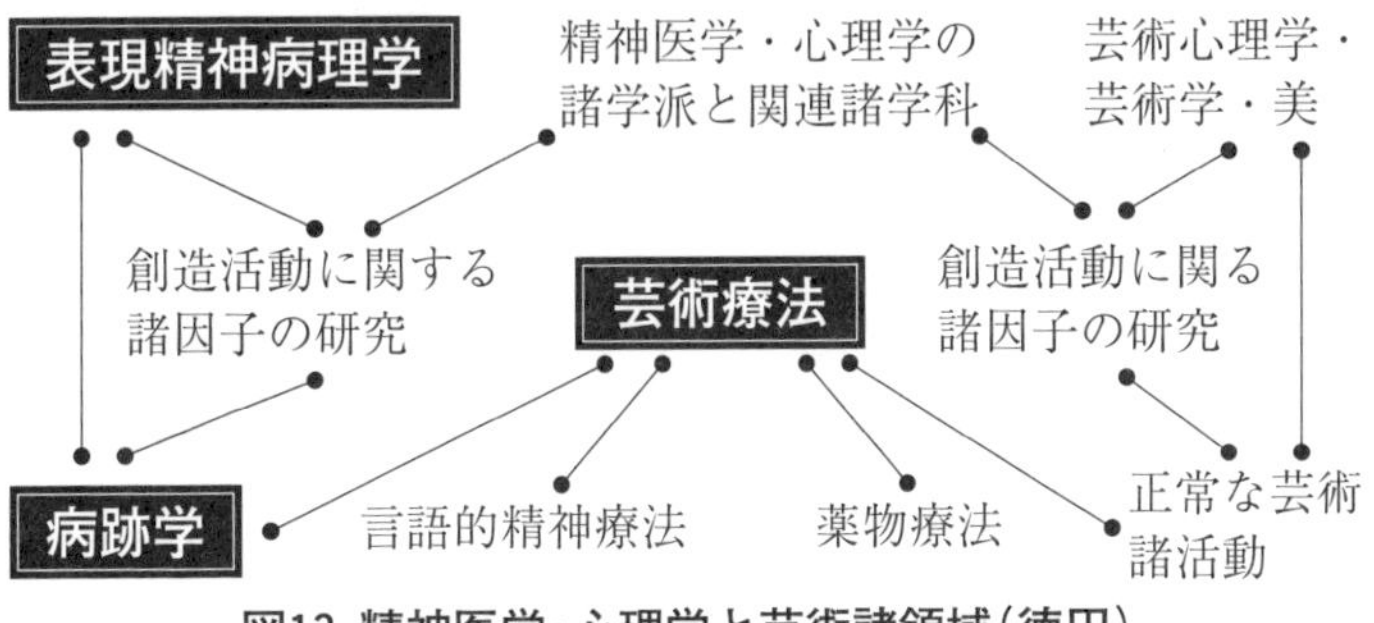

図13. 精神医学・心理学と芸術諸領域（徳田）

法などの言い方で知られ、精神疾患や神経症の患者ばかりとは限らないのが現状である。

次に、病跡学をみてみよう。病跡学とは芸術家・科学者・作家などの人物史や作品を通じ、精神状態や創造性との関連を研究する領域であって、彼らの創造的な作品を作り続ける行為とその生涯の過程を意味づけていくところに面白さがある。

ちなみに、過去一〇年間のコラージュ療法と風景構成法に関する論文をみてみよう（但し、日本芸術療法学会誌ならびに、書籍は除く）。〈表11〉参照。

どちらも論文数としてはそれほど多くはないが、風景構成法とコラージュ療法に関する論文数が一九九七以降に逆転しているのが分かる。治療者の興味・関心が風景構成法からコラージュ療法へと移ったのであろう。どちらも臨床場面では大事な「芸術」を手段とした治療法の一つである。ところで、1997.12～2000.1

表11. コラージュ療法と風景構成法に関する文献数

	1990.1～1994.12	1995.1～1997.11	1997.12～2000.1	2000.2～2001.1
コラージュ療法に関する文献数	4編	11編	45編	10編
風景構成法に関する文献数	23編	13編	8編	3編

にコラージュの論文が四十五編と多くなったのは、現代のエスプリのコラージュ療法の特集によるためである。

最近、「芸術」という治療手段だけで治療が成立していると錯覚している者がいる。言語のもつ、しなやかな表現を大切にしてこそ、「芸術」という治療手段も生きてくるというものである。筆者の場合の「芸術」の治療的手段はコラージュであり、描画である。このコラージュや描画による作品を制作し、治療者との作品の共有が治療的意味をもたらすと確信している。作品を共有する観点からすれば、集団（芸術）療法も作品が共有されているといえる。そこで、個人療法と集団（芸術）療法における、「作品の共有」が与える課題について考えてみる事にする。

個人療法では治療者との「場」の共有が、集団療法では自分以外の他者との「場」の共有があげられる。この「場」に存在している自己は家庭・職場・生活環境・考え方など全てが異なっている他者との「場」の存在のなかにいる。この自己は、大勢の中の一人なのである。うつ病の人ならば参加しないであろうし、嫌ならば参加しなくてもよいのであるが、喋らない自閉的な人などは排除されるであろうし、トラブルを起こしやすい人などは非難されていなくなるであろう。

集団（芸術）療法の参加者は、誰との「作品の共有」なのかわかるようになる。それは、他者から切り離された状況（他者との存在を忘れてしまう、自己との対話）と向き合い、自己主張をする「場」を創造しなければならないのである。この自己主張は他者との相互作用からより強調されて生じるようで、そういう状況から考えると、個人療法ではみられなかった作品が生み出されてくるのも当然のように思われる。筆者の報告した「すげかえ」や「裏コラージュ」などもその一つといえよう。

第二節　芸術カウンセリングへの期待

「芸術カウンセリング」とはファンタジーやイメージを扱う心理療法であることは再三にわたり述べているので、そちらを参照していただきたい。山中康裕は、イメージはこころの癒しに大切な役割を果たすといっている。

さて、治療者にとってはファンタジーや表現されたイメージを共に見守っていくことが絵画を中心とした芸術療法の根幹であるのだから、そういう担い手であることが要求されてくるのである。なぜならば、ファンタジーやイメージを共に見守るためには、ファンタジーやイメージが共有できる必要があるからである。ファンタジーやイメージの共有とは「みて感じるこころ」であり、共感ないしは想像力といえよう。この共感や想像力は治療者と患者・児を結び、新たな創造を生み出す力をもたらすのである。私たちはこのような体験を通じ、創造力を養い、そのことから多様な思考と豊かな意識活動が生まれていくのである。「芸術カウンセリング」を行う治療者は自分の絵画などの作品を通じ、その感性や想像力を磨いて欲しいと願っている。

ところで、先日（二〇〇一年九月）、心理臨床学会の自主シンポジウムで取り上げたテーマは森谷寛之と共に企画した「コンピューターを利用したコラージュ療法の展開」であった。筆者は心身医学会や小児心身医学会などで発表を聞いていたので幾多の論議も知っていたが、始めて発表を聞いた時にはコラージュ療法もここまできたのかとの思いであった。筆者もコンピューターを利用したコラージュ療法の応用を考えてはいたが、考えているだけで先には進まなかった。

正直いって、先を越された思いであったが、そうすることがいいのかどうか迷っていたのである。それは、先にも述べたイメージを共有することからすると、患者・児のこころを治療する者にとっては賛成しかねるとの気持ちが強かったからである。筆者のこころが振り子のように揺れ動いていることが分かる。しかし、考えてみれば、広汎性発達障害などの患者・児にとっては他者との関係の希薄性からすれば「今、ここでの関わり」が少なくてすむという利点は、かえってコンピューターの方が安全に取り組めるのではないかと思えてくる。また、コンピューターの画面そのものも枠づけとしての役割を果たしているようにも考えられるのである。広汎性発達障害者・児のファンタジーの世界を視覚イメージで表現させられるということに繋がると考えれば、コンピューターも利用の仕方で生きてくるというものである。遊びの要素が高いが、画面の工夫次第では大人の自己治療にも利用できるのではないかと思える（〈表12〉参照）。

ひょっとすると、その制作された画面をインターネットを通じて治療者（芸術療法に通じていない）に転送し、治療者は診断した後に、先の治療者へ送り返すということもできないわけではない。そのためにはいろいろな問題を一つづつクリアーしていかなければならない（例えば、言葉でなく、文章という文化の共有など）が、二十一世紀の「芸

表12. コンピューター・コラージュの特徴

1. 導入しやすい
2. 短時間でできる
3. 退行を生じさせやすい（天真爛漫な気分にさせる）
4. 同じ材料が何回も使用できる
5. 縮小・反転・拡大などが簡単にできる
6. 数量化しやすい
7. 画面が枠づけとしての意味を与えている
8. 他者との関係性が希薄ですむ

など

術カウンセリング」の世界にも新たな発想や展開がみられ、夢であったことも現実の世界となるやも知れない。そのためにも。たゆまない努力と「芸術カウンセリング」が好きという思いこそが一番大切なのかも知れない。

おわりに

本書は、一九九七～二〇〇一年にかけてＩＪＥＣ（日本教育臨床研究所）カウンセリングカレッジ（芸術カウンセリング・遊戯カウンセリング）での講義録ならびに、著者がこれまでに発表した抄録や書いてきたいくつかの論文の集積である。その意味では、研究途上のものもあり、充分には言い尽くせない点も多々あり歯切れの悪い面も伺わせるが、飽きさせずに読みこなせる工夫を著者なりにおこなった点も考慮していただきたい。

ところで、カウンセリングという素朴な関心事の中に、脳とこころと身体という概念を入れて書き上げた点は、人間を広い視野からみていくことの重要性を説いたつもりである。今後も、この重要なテーマに照らし合わせて研究を行うと同時に、そこから得られた事を人間にフィードバックさせていくことも重要な任務であると考えている。

ところで、この本を書き上げる事ができたのは、コラージュ療法に出会う以前に始まる。それは著者がお茶の水女子大学家政学部児童臨床研究室に通う状況に遭遇し、そこで学ぶ事を受け入れてくださった松村康平元教授に感謝すると共に、そこで出会い・指導して下さった故田口恒夫元教授、安島智子さん、田中慶子さん、土屋明美さん、他にも感謝を申し上げます。また、佼成病院小児科に在籍中に、家族療法を御教示して頂いた木下敏子部長（現：高柳病院院長）ならびに、国立精神神経センター心身医学研究部で心身医学の御教示して頂いた吾郷晋浩部長（現：文京学院大学教授）の両先生にも感謝をすると共に、これらの先生たちとの出会いと指導があったればこそ、現在を築く基礎になったという思いが一杯である。ここでの基礎があったことがコラージュ療法の治療を速やかに導入でき、発展もできたと考えている。本当に有り難うございました。

さて、本書を執筆中に、思いがけない出来事（学生からの）が生じたことで原稿が遅れた事は誠に申し訳なく思っております。駿河台出版社の石田和男編集担当者からの電話によって、何度、奮起したことか……。感謝を申し上げます。また、本書に出させて頂いたクライエントならびに学生諸君の皆様は私を育ててくれた方々でもあり、本当に有り難うございました。お幸せをこころからお祈りしております。最後に、身体の弱かった著者を心配し、支えてくれた亡き母（平成八年没）と現在八十九歳になる父に感謝すると共に、支えて下さった多くの方々のお幸せをお祈りすることで結びとさせていただきます。

二〇〇二年四月五日　自宅にて

近喰ふじ子

参考文献

(一)杉浦京子：コラージュ療法、川島書店（東京）
(二)森谷寛之、杉浦京子、入江茂、他（編）：コラージュ療法入門、創元社（大阪）
(三)杉浦京子、森谷寛之、入江茂、服部令子、近喰ふじ子：体験コラージュ療法、山王出版（東京）
(四)徳田良仁、大森健一、飯森真喜雄、他（監修）：芸術療法―一：理論編―、岩崎学術出版社（東京）
(五)徳田良仁、大森健一、飯森真喜雄、他（監修）：芸術療法―二：実践編―、岩作学術出版社（東京）
(六)森谷寛之、杉浦京子（編集）：現代のエスプリ―コラージュ療法―、志文堂（東京）
(七)山中康裕：心理臨床と表現療法、金剛出版（東京）
(八)河合隼雄：イメージの心理学、青土社（東京）
(九)福島　章：続天才の精神分析、新曜社（東京）
(十)ルリヤ・言語と意識：天野渚（訳）、金子書房（東京）
(十一)近喰ふじ子、河野貴美子、田畑信利：観賞魚飼育によるストレス緩和作用の研究―脳波学的研究から―、佼成病院医学雑誌、二二(一)、二四～三三、一九九八
(十二)近喰ふじ子：コラージュ制作が精神・身体に与える影響と効果―日本版ＰＯＭＳとエゴグラムからの検討―、日本芸術療法学会誌、三一(二)、六六～七六、二〇〇〇
(十三)近喰ふじ子、石川俊男、吾郷晋浩：集団芸術療法とコラージュ表現(一)―喘息サマースクールでの

「すげかえ」表現と小児エゴグラムとの関係―、心身医学会雑誌、四一㈥、四一九～四二七、二〇〇一

(十四)近喰ふじ子：集団芸術療法とコラージュ表現㈡―喘息サマースクールでの「裏コラージュ」表現と表現分析の関係―、東京家政大学研究紀要、四〇㈠、二一一～二一七、二〇〇〇

【著者略歴】

近喰ふじ子　（こんじき・ふじこ）

1947年東京に生まれる。1975年東京女子医科大学医学部卒業。1980年医学博士。1996年～日本心身医学会認定・指導医。1990年～日本小児科学会認定医。1998年～臨床心理士資格認定。小児科学専攻。心身医学専攻。

1991年立正佼成会付属佼成病院小児科医長を経て、1998年東京家政大学文学部心理教育学科ならびに、文学研究教授。現在、聖心女子大学人間科学部非常勤講師・文教大学人間科学部非常勤講師を兼務する傍ら、東京女子医科大学小児科非常勤医員・みさと健和病院小児科非常勤医員・国立精神神経センター心身医学研究部研究生。

(著書)「体験コラージュ療法」(山王出版)、「コラージュ療法入門」(創元社)、「人間関係についての相談」(ぎょうせい)、「芸術療法ハンドブック」(誠信書房)、「遊戯療法の研究」(誠信書房)、「よくわかる心療内科」(金原出版)、「メンタルヘルス辞典」(同朋社)、他。

芸術カウンセリング

●———2002年5月15日　初版第1刷発行

著　者——近喰ふじ子
発行者——井田洋二
発行所——株式会社 **駿河台出版社**
〒101-0062 東京都千代田区神田駿河台3－7
電話03(3291)1676番(代)／FAX03(3291)1675番
振替00190-3-56669
製版所——株式会社フォレスト
ISBN4-411-00345-7　C0011　¥1600E